CHRISTINE STEINBRECHT-BAADE
JUTTA DAUSER

Naturheilkundliche Notfallapotheke für Kinder

Natürliche und schnelle Hilfe
für zu Hause und unterwegs

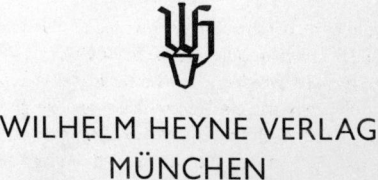

WILHELM HEYNE VERLAG
MÜNCHEN

HEYNE RATGEBER
08/5287

Originalausgabe 9/99
Copyright © 1999
by Wilhelm Heyne Verlag GmbH & Co. KG, München
http://www.heyne.de
Printed in Germany 1999
Lektorat: Gisela Klemt
Redaktionelle Mitarbeit: Thomas und Miriam Schmidt
Umschlaggestaltung: Atelier Bachmann & Seidel, Reischach
Umschlagabbildung: The Image Bank/Renzo Mancini, München;
ZEFA/K+H Benser, Düsseldorf; Pflanzenarchiv Lavendelfoto, Hamburg
Innenillustrationen: Janne Poelz, Aying
Satz: Schaber Satz- und Datentechnik, Wels
Druck und Bindung: Ebner Ulm

ISBN 3-453-15461-4

Unseren Kindern und allen Kindern dieser Welt gewidmet.

Deine Kinder sind nicht deine Kinder. Sie sind die Söhne und Töchter der Sehnsucht des Lebens nach sich selbst.
Sie kommen durch dich, aber nicht von dir, und obwohl sie bei dir sind, gehören sie dir nicht.
Du kannst ihnen deine Liebe geben, aber nicht deine Gedanken, denn sie haben ihre eigenen Gedanken.
Du kannst ihrem Körper ein Heim geben, aber nicht ihrer Seele, denn ihre Seele wohnt im Haus von morgen, das du nicht besuchen kannst, nicht einmal in deinen Träumen.
Du kannst versuchen, ihnen gleich zu sein, aber versuche nicht, sie dir gleich zu machen. Denn das Leben geht nicht rückwärts und verweilt nicht beim Gestern.
Du bist der Bogen, von dem deine Kinder als lebende Pfeile ausgeschickt werden. Laß deine Bogenrundung in der Hand des Schützen Freude bedeuten.

KAHLIL GIBRAN

INHALT

NATURHEILKUNDE – AUCH FÜR KINDER?

Kinder, die noch unverdorben von unserer Konsumgesellschaft sind, können in bezug auf Heilverfahren leicht in die eine oder andere Richtung beeinflußt werden. Gerade deshalb ist Naturheilkunde für Kinder so wichtig. Sie reicht oft aus, um das Ungleichgewicht, in dem sich die Kinder in einem Notfall befinden, wieder auszugleichen.

Bei der naturheilkundlichen Behandlung kommen nur Therapieverfahren zum Einsatz, die den Kindern nicht schaden und die keine Nebenwirkungen haben. Für die kleinen Notfälle des Alltags ist die Behandlung der Kinder mit Pflanzen, homöopathischen Substanzen, Wickeln, pflanzlichen oder homöopathischen Fertigarzneimitteln bestens geeignet. Ist das Wissen und Können der Eltern und Erzieher hinsichtlich der Versorgung des kranken Kindes erschöpft, so kann die naturheilkundliche Therapie selbstverständlich von einem Heilpraktiker oder naturheilkundlich arbeitenden Kinderarzt weitergeführt werden.

Wichtig! In größeren Notfällen oder bei lebensbedrohenden Krankheiten ist die schulmedizinische Behandlung unverzichtbar.

MÖGLICHKEITEN UND GRENZEN
DER SELBSTBEHANDLUNG

Bei den kleinen Notfällen des Alltags ist es oft ganz
einfach, die richtige Behandlung für das verletzte
Kind zu finden und anzuwenden. Am besten ist es,
wenn Sie sich eine Notfallapotheke anschaffen. Die
nötigen Präparate für die Anwendungen und
Wickel sollten Sie zu Hause haben. Im Anhang
haben wir eine Liste der wichtigsten Mittel zusammengestellt, die eine Notfallapotheke enthalten
sollte. Wenn Sie wissen, daß Ihr Kind zu ganz be-
stimmten Unfällen oder Erkrankungen neigt, so ergänzen Sie diese Apotheke einfach durch die entsprechenden Mittel.

Lassen Sie in jedem Fall durch den behandeln-
den Kinderarzt oder Spezialisten eine Diagnose er-
stellen und stimmen Sie Ihre Behandlung mit dem
Arzt oder Heilpraktiker ab.

Zur Behandlung der einzelnen Notfälle sind in diesem Buch meist mehrere Möglichkeiten angegeben.
Das heißt aber nicht, daß Sie alles gleichzeitig anwenden sollen, sondern die Angebote bieten Ihnen
eine Auswahlmöglichkeit. Sie können dann aus den
Mitteln wählen, die Sie zur Verfügung haben und
die Ihnen und Ihrem Kind am angenehmsten sind.
Oft können auch mehrere Maßnahmen, die gut zu-
sammenpassen, miteinander kombiniert oder nach-
einander verabreicht werden.
Probieren Sie einfach aus, womit Sie und Ihr Kind
am besten zurechtkommen. Manche Kinder reagie-

ren besser auf Homöopathie, andere auf Bachblüten und für wieder andere sind Wickel und pflanzliche Medikamente am wirkungsvollsten.

Am wichtigsten – und immer richtig für alle Kinder – ist aber die liebevolle Zuwendung des Erwachsenen, gerade im Notfall!

Noch ein Hinweis: Bitte beachten Sie zunächst immer die Kästchen mit den Ausrufungszeichen.

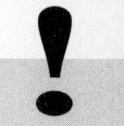

ÜBERSICHT DER NATURHEIL-KUNDLICHEN THERAPIEFORMEN

Großmutters Hausmittel – wohltuende Wickel

Zu Zeiten unserer Großmütter, als es nur wenig 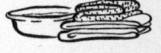 chemische Medikamente gab und die Gerätemedizin noch nicht so weit fortgeschritten war, wußte man sich mit Wickeln und anderen Anwendungen in vielen Fällen erstaunlich gut zu helfen. Dafür nahm man gern mehr Zeit und Mühe in Kauf.

Diese Einstellung ist für die Heilung oft ganz wichtig. Auch heute noch tragen Wickel zur Heilung verschiedener Erkrankungen bei, leider werden sie aber nur noch selten angewandt. Gerade bei der Behandlung von Kindern sind sie jedoch eine unglaubliche Bereicherung, auf die wir in unserer täglichen Praxis nicht verzichten wollen.

Weitere Hinweise zum Thema Wickel – zu Indikation, Anwendung und Wirkung – finden Sie im Kapitel »Weitere Behandlungsmöglichkeiten«.

Wir geben Eltern immer wieder den Tip, auch wenn alle gesund sind, einmal einen »Wickel-Sonntag« einzulegen, an dem die ganze Familie sich Wickel aussuchen darf. So lernen Kinder die Wickel in einer entspannten Atmosphäre kennen und schätzen, die Eltern lernen zugleich die Technik des Wickelns. Wenn Kinder dann krank sind, ist der Wickel für sie nicht mehr neu und fremd und wird deshalb auch leichter akzeptiert. Außerdem macht so ein »Wickel-Sonntag« allen Beteiligten viel Spaß. Die Kinder werden um so leichter lernen, ruhig liegen zu bleiben während der Wickel aufgelegt ist, wenn Sie die Gelegenheit nutzen, wieder einmal ein Märchen oder eine Geschichte zu erzählen.

Phytotherapie – die Welt der Heilpflanzen

Die Phytotherapie (Pflanzenheilkunde) ist eine der wichtigsten Säulen, auf die sich die Naturheilkunde seit ihrem Bestehen stützt. Man verwendet entweder die ganze Pflanze oder einzelne Teile, wie Blüten, Blätter, Wurzeln oder Rinden. Aus diesen Bestandteilen werden zum Beispiel Tees, Kaltauszüge oder Tinkturen hergestellt. Welche Darreichungsformen es sind, richtet sich nach den einzelnen Wirkstoffen der Pflanzen. Oft werden auch mehrere Bestandteile gemischt.

In diesem Buch empfehlen wir hauptsächlich die Anwendung von Tees, da diese in der Zubereitung am einfachsten sind. Die Tees können alle bei Bedarf mit Honig, Melasse, Ahornsirup oder mit Rübensirup gesüßt werden.

Tip! Geben Sie den Honig erst in den leicht abgekühlten Tee, um seinen hohen Vitamingehalt zu erhalten.

Beachten Sie bitte folgenden Hinweis: Die Angaben zu den Tees in den Rezepten sind Grammangaben.

Bachblüten – Blüten, die durch die Seele heilen

Die Bachblüten sind nach ihrem Entdecker, dem englischen Arzt Dr. Edward Bach (1886–1936), benannt, der auch Begründer der Bachblütentherapie ist. Sie dienen der Heilung von »negativen Seelenzuständen«. Das bedeutet, sie bringen das seelische Befinden wieder ins Gleichgewicht und lindern so die daraus resultierenden Krankheitszustände. Dr. Edward Bach ging davon aus, daß jede Krankheitssymptomatik auf eine verborgene seelische Ursache hinweist. Laut Bach weist uns jede Krankheit auf »Fehler in der Lebensführung« hin. Es besteht folglich ein Zusammenhang zwischen unserem körperlichen und dem seelischen Befinden, und man heilt mit den Bachblüten die seelische Ursache der Erkrankung.

Gerade in der Kinderheilkunde helfen Bachblüten gut, die Persönlichkeit der Kinder zu harmonisieren, emotionale und geistige Blockaden zu lösen und den richtigen Lebensweg zu finden.

Es gibt 38 verschiedene Bachblüten. Die »Original Bach Blüten« werden bis heute am ehemaligen

Wohnort von Dr. Bach in einem kleinen Ort in Südengland kultiviert und aufbereitet, indem sie nach der Ernte in Wasser gelegt und dann in die Sonne gestellt werden. So geht die Information und der energetische Anteil der jeweiligen Blüte auf das Wasser über. Nach einigen Stunden werden die Blüten abgeseiht und dieser Wasserauszug mit Alkohol (Brandy) haltbar gemacht. Dieser Blütenauszug wird in Flaschen abgefüllt, die sogenannten Stockbottles, die in der Apotheke zu kaufen sind.

»Nimm keine Notiz von der Krankheit, sondern beachte den Charakter desjenigen, der Streß erleidet.« *Dr. Edward Bach*

Für eine Bachblütentherapie werden die jeweiligen Blüten für das seelische Ungleichgewicht ausgesucht und zubereitet. Dazu nimmt man vier Tropfen aus der Stockbottle und verdünnt diese mit 30 Milliliter abgekochtem Wasser. Von dieser Mischung nehmen die Kinder mehrmals täglich einige Tropfen ein. Um die richtige Mischung zu finden, ist es ratsam, die Unterstützung eines erfahrenen Behandlers zu suchen. Nach unseren Erfahrungen hat man nämlich bei den eigenen Kindern oft nicht genügend Distanz, um das seelische Ungleichgewicht objektiv einschätzen zu können.

In Notfällen ist es auf jeden Fall hilfreich, eine bereits fertige Blütenmischung, die sogenannten Notfalltropfen beziehungsweise Rescue Remedy anzuwenden, die es als fertige Stockbottle zu kaufen gibt. Diese können auch unverdünnt eingesetzt werden.

Weitere Informationen zu den Indikationen der Bachblüten haben wir im Kapitel »Anwendung der alternativen Heilmittel« für Sie zusammengestellt.

Homöopathie – Ähnliches soll durch Ähnliches geheilt werden

Der deutsche Arzt Samuel Hahnemann (1755 bis 1843) ist der Begründer der Homöopathie. Er prägte den der Homöopathie zugrundeliegenden Satz »Ähnliches soll durch Ähnliches geheilt werden«. Wir werden Ihnen dieses Prinzip am Beispiel der Tollkirsche (lat. Belladonna) näher erläutern.

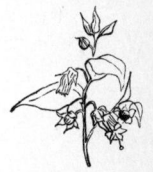

Tollkirsche
(Atropa
belladonna)

Der Genuß einer Tollkirsche verursacht Übelkeit und Erbrechen, einen trockenen Mund, große Pupillen, Halluzinationen und kann zum Tode führen. Die homöopathische Aufbereitung von Belladonna ist nun in der Lage, genau diese Symptome zu heilen. Hat ein Kind, zum Beispiel im Rahmen einer Erkältung, Fieber mit Übelkeit, Erbrechen, großen Pupillen, trockenem Mund und Halluzinationen, so verabreicht man eine homöopathische Form von Belladonna. Dieses Mittel, in hoher Dosierung von einem Gesunden eingenommen, würde ähnliche Symptome hervorrufen – ohne allerdings zu einer Vergiftung zu führen. Dabei handelt es sich um eine sogenannte Arzneimittelprüfung. Im Krankheitsfall aber – die Symptome sind ja bereits vorhanden – heben sie sich gegenseitig auf und führen so zu einer raschen Linderung der Beschwerden. Je genauer die Symptome passen, desto besser wirkt das homöopathische Mittel.

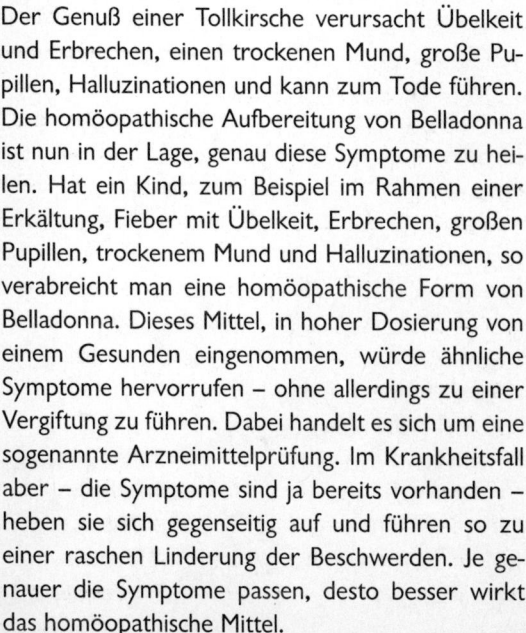

Es ist es von großer Bedeutung, daß Sie als Beobachter oder Behandler die Symptome Ihres kranken Kindes möglichst genau beschreiben können. So finden Sie oder Ihr Behandler sicher und schnell das passende Mittel, das sogenannte Simile (Ähnliche).

Homöopathische Mittel können Sie heute in jeder Apotheke in den verschiedensten Potenzen fertig erwerben. Die Stoffe, die zu homöopathischen Mitteln verarbeitet werden, stammen aus dem Tierreich, der Pflanzenwelt, sind chemische Grundsubstanzen oder Mineralien. Um daraus ein homöopathisches Mittel zu machen, sind einige Schritte nötig, die wir nachfolgend stark vereinfacht darstellen:

Man dynamisiert den jeweiligen Stoff, das bedeutet, man verdünnt ihn mit Wasser oder Alkohol und verschüttelt diese Mischung dann viele Male (energetische Aufladung durch kräftiges Verschütteln). Dieser Vorgang des Verdünnens und Potenzierens ist essentiell, um aus einem Urstoff ein homöopathisches Mittel zu machen. Je nachdem, welche Potenz entstehen soll, wird das Mittel entsprechend oft verdünnt und potenziert. So kann die Information des Stoffes auf die Lösung übergehen. Wird sie dann eingenommen, geht die Information schließlich auf den Körper über. Allein durch diese Information, also durch den energetischen Anstoß, findet der Körper zurück zu seinem Gleichgewicht, zur Gesundheit.

Folgende Potenzen sind im Handel erhältlich:

- D-Potenz = Urtinktur mit 10 Teilen Alkohol verdünnt
- C-Potenz = Urtinktur mit 100 Teilen Alkohol
verdünnt
- LM-Potenz oder Q-Potenz = Urtinktur mit
50 000 Teilen Alkohol verdünnt

Die Zahlen hinter den Buchstaben geben einen
Hinweis auf die Anzahl der Potenzierungsvor-
gänge:

- 6 = 6mal potenziert
- 12 = 12mal potenziert
- 30 = 30mal potenziert
- 200 = 200mal potenziert, usw.

Je stärker die Verdünnung und Potenzierung ist,
desto stärker ist auch die Wirkung der Arznei.
Man geht davon aus, daß die D-Potenzen mehr im
körperlichen Bereich wirksam sind und daß mit Potenzen ab C 30 eher der seelische Bereich behandelt wird. Das heißt also, je höher die Potenz der
Arznei ist, desto genauer müssen die Symptome
passen und desto tiefgreifender und ganzheitlicher
ist die Wirkung.

Je niedriger die Potenzen sind, desto öfter kann die
Gabe des Mittels wiederholt werden. Niedrige Potenzen können im akuten Fall alle 10 Minuten gegeben werden, bis sich der Zustand deutlich gebessert hat. Hohe Potenzen – C 30, C 200 oder
höher – gibt man im Notfall nur einmal und wiederholt sie höchstens noch einmal, denn ihre Wirkung kann sich über mehrere Wochen erstrecken.

Deshalb ist es für Anfänger in der Homöopathie sicherer, Arzneien mit niedrigen Potenzen zu verabreichen, zum Beispiel D 6 oder D 12, und die Einnahme öfter zu wiederholen.

Wichtig! Hohe Potenzen sollten, wenn Sie keine Erfahrung mit der Homöopathie haben, mit Ihrem Behandler abgesprochen oder von diesem selbst verordnet werden.

Für die Behandlung von Notfällen bei Kindern ist es sehr hilfreich, wenn Sie eine möglichst große Auswahl an homöopathischen Mitteln zu Hause haben. So können Sie im Bedarfsfall, wenn Sie selbst unsicher sind, mit Ihrem homöopathischen Behandler telefonieren und Ihrem Kind dann sofort das richtige Mittel geben. Zu diesem Zweck gibt es eigens zusammengestellte Haus- und Notfallapotheken, die Sie in Ihrer Apotheke kaufen können.

Wenn sich der Zustand des kleinen Patienten deutlich gebessert hat, sollten Sie die Verabreichung des Mittels beenden. Manchmal verschlechtert sich der Gesundheitszustand des Kindes nach Einnahme des Mittels kurzfristig. Aufgrund einer zu niedrigen Potenz ist es dann zu einer sogenannten Erstverschlimmerung gekommen. Diese Erstverschlimmerung hält nur kurz an und ist der Anfang der Heilungsreaktion, sollte also nicht unterdrückt werden. Falls sich der Zustand nicht innerhalb einer Stunde deutlich verbessert, so ist entweder ein anderes Mittel oder eine andere Behandlungsmethode erforderlich.

Bei Unfällen und Verletzungen ist es leichter, das richtige Mittel zu finden, da der kindliche Organismus sehr eindeutig reagiert. Erstverschlimmerungen treten in Notfallsituationen so gut wie nie auf. Das passende homöopathische Mittel bringt sehr schnell Linderung und beruhigt das Kind. So stabilisiert sich die gesamte Situation, bis der Arzt kommt, man im Krankenhaus ist oder weiß, wie man selbst weiter behandeln kann.

Eine Liste der homöopathischen Mittel sowie die Indikationen und Dosierungsanleitungen finden Sie unter »Anwendung der alternativen Heilmittel«.

Fertigpräparate

Fertigpräparate sind bewährte Mischungen von homöopathischen oder pflanzlichen Einzelsubstanzen.

Wichtig! Wenn Sie sich zur Anwendung eines Fertigpräparates entscheiden, lesen Sie bitte immer den Beipackzettel und dosieren Sie entsprechend dem Alter und dem aktuellen Zustand des Kindes.

Die Dosierungsanweisungen für Fertigpräparate, die wir bei den entsprechenden Notfällen oder Krankheiten in diesem Buch angeben, haben sich in unserer Praxis bewährt und beziehen sich auf die Behandlung von Kindern im Alter zwischen 6 und 16 Jahren. Bei Säuglingen, Kleinkindern oder Jugendlichen dosieren Sie also entsprechend geringer oder höher. Weitere Indikationen für diese Arzneimittel werden Ihnen in »Anwendung der alternativen Heilmittel« genannt.

Fertigpräparate in Tropfenform enthalten meist viel Alkohol. Um die Kinder mit möglichst wenig Alkohol zu belasten, geben Sie die entsprechende Anzahl Tropfen in eine Tasse mit kochendem Wasser und lassen Sie den Inhalt abkühlen. So erhält Ihr Kind die Wirkstoffe des Medikamentes, während der Alkohol zum größten Teil verdampft ist.

Ist das akute Stadium einer Krankheit überwunden, sollten Sie die Dosierung verringern. Um einen Rückfall zu vermeiden, verabreichen Sie das Mittel bis zur endgültigen Ausheilung in geringer Menge weiter.

NLP – Geschichten, die heilen

Die Geschichten arbeiten mit den sprachlichen Instrumenten des NLP (Neuro-Linguistisches Programmieren). Es sind Sprachmuster eingearbeitet, die eine suggestive Wirkung auf die kleinen Patienten haben.

Gerade bei Notfällen kann die psychische Situation des betroffenen Kindes ein entscheidender Faktor sein. Sobald die notwendigen medizinischen Maßnahmen getroffen sind, ist es möglich, über das Erzählen therapeutischer Geschichten auf die seelische Verfassung des Kindes einzuwirken. Hierbei ist nicht nur der Inhalt der Geschichten entscheidend, sondern auch, wie sie erzählt werden. Auch die Stimmlage, Sprechgeschwindigkeit und Betonung sind von ebenso großer Bedeutung wie der äußere Rahmen, in dem erzählt wird.

Da Kinder sehr gern Geschichten hören und sich leicht mit den Gestalten darin identifizieren, lernen sie unbewußt das, was diese Gestalten bereits wissen, und können deren Haltungen übernehmen. Dabei ist es wichtig, die Botschaften nicht direkt zu vermitteln. Vielmehr gilt es, einen inhaltlichen Rahmen zu verwenden, der nicht offensichtlich ein Problem anspricht, welches das Kind als seines wiedererkennen kann. Das erleichtert das Zuhören und Genießen der Geschichte. Durch besonderes Betonen einzelner Worte kann die suggestive Wirkung noch verstärkt werden. Wenn die Geschichten kurz vor dem Einschlafen vorgelesen werden, verstärkt sich die Wirkung auf das Unbewußte noch.

In unseren Seminaren zum Erzählen therapeutischer Geschichten haben wir immer wieder erlebt, daß die Wirkung dann besonders intensiv war, wenn die Zuhörer und Zuhörerinnen sich an Teile der Geschichten nicht mehr bewußt erinnern konnten.

Weitere Behandlungsmöglichkeiten

Die Naturheilkunde bietet noch viele weitere Möglichkeiten für eine ganzheitliche Versorgung der Kinder. Neben den bereits vorgestellten Therapieformen machen wir Sie im Kapitel »Weitere Behandlungsmöglichkeiten« noch mit den Vorteilen und Auswirkungen von Colonmassage und Einlauf vertraut. In einem weiteren Kapitel sind auch all jene Rezepturen und Präparate genannt, die in den einzelnen Kapiteln nicht näher beschrieben werden.

DAS GESUNDE KIND UND ÄUSSERE ANZEICHEN FÜR KRANKHEIT

Um die Situation im Notfall richtig einschätzen zu können, ist es wichtig, einige Anhaltspunkte zu haben, damit Sie den gesunden und kranken Zustand Ihres Kindes gut unterscheiden können.

Dazu sollten Sie Ihr gesundes Kind einmal genau beobachten: messen Sie seinen Puls, prüfen Sie seine Ausscheidungen, und schauen Sie bewußt die Haut und Gesichtsfarbe des Kindes an. So können Sie im Notfall die Abweichungen vom gesunden Zustand beurteilen und beschreiben.

Folgende Anhaltspunkte sind wichtig:

Ruhepuls
- Kleinkinder bis 2 Jahre: ungefähr 120 Schläge pro Minute
- Kleinkinder bis 4 Jahre: ungefähr 100 Schläge pro Minute
- Kinder bis 10 Jahre: ungefähr 90 Schläge pro Minute
- Jugendliche und Erwachsene: ungefähr 60–80 Schläge pro Minute

Schlägt der Puls Ihres Kindes schneller oder langsamer als normal, sollten Sie einen Arzt befragen.

Haut

- Trocken, gut durchblutet, rosig und warm

Wenn die Haut auffallend blaß ist, feuchten, kalten Schweiß entwickelt oder rote Flecken bekommt, befragen Sie Ihren Kinderarzt oder Heilpraktiker.

Gesichtsfarbe

- Rosig, gut durchblutet, rote Lippen, glänzende, klare Augen, auf verschiedene Lichtverhältnisse reagierende Pupillen

Gehen Sie zum Arzt bzw. Heilpraktiker, wenn Ihr Kind längere Zeit unter folgenden Symptomen leidet: blasses Gesicht, blasse Lippen, hochroter Kopf, bläulich blasse Lippen, glanzlose, stumpfe Augen, große, geweitete Pupillen.

Stuhlgang

In der chinesischen Medizin geht man davon aus, daß jeder Krankheit eine Veränderung der Stuhlbeschaffenheit vorausgeht. Deshalb lohnt es sich, hinzuschauen und zu erkennen, daß es sich um eine ganz natürliche Ausscheidung handelt, die wichtige Hinweise auf das körperliche Wohlbefinden geben kann.

- Geformter mittel- bis dunkelbrauner Stuhl, ohne Auflagerungen, leichter Stuhlgang, mindestens einmal alle 2–3 Tage

Bei folgenden Veränderungen der Stuhlbeschaffenheit sollten Sie auf jeden Fall mit Ihrem Kind zum Arzt oder Heilpraktiker gehen: ungeformter, dünnflüssiger Stuhl, harter/kugeliger/trockener Stuhl, gelblicher/grünlicher/rötlicher Stuhl, Stuhl mit Auflagerungen aus Schleim, Blut oder Unverdautem, Stuhlgang seltener als alle 3–4 Tage.

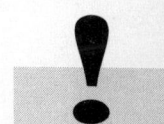

Urin

- Klar, geruchsarm, hellgelb, morgens etwas dunkler, das Wasserlassen ist schmerzfrei und geht ohne Anstrengung vor sich.

Wenn der Urin Ihres Kindes durch Symptome wie farbloser oder dunkelgelber Urin, Urin mit Blutbeimengungen, übelriechender Urin, trüber Urin, Schmerzen beim Wasserlassen, unterbrochener Urinfluß auffällig wird, sollten Sie einen Arzt oder Heilpraktiker um Rat fragen.

Temperatur
Kinder sind in ihrer Temperaturregelung noch sehr labil, zum Beispiel kann die Temperatur durch Sport oder ausgelassenes Herumtoben schnell bis zu 38,5 °C steigen. Im Ruhezustand sinkt die Temperatur aber sofort wieder.

• Die Normalwerte liegen zwischen 36,6 bis 37,3 °C.
Bei Fieber ab 41,0 °C muß sofort der Arzt gerufen werden. Sie sollten sich am besten bereits ab ungefähr 40 °C mit Ihrem Arzt oder Heilpraktiker in Verbindung setzten, damit er notfalls sofort kommen kann.

SCHNELL UND RICHTIG HANDELN IM NOTFALL

Wichtig ist, daß das hilfsbedürftige Kind Ihre Bereitschaft merkt, ihm beizustehen. Oft benötigen Kinder zuerst gar keine Behandlung oder Medikamente, sondern nur Ihre volle Aufmerksamkeit und Zuwendung. Falls Sie sehr erschrocken sind oder große Angst und Unsicherheit verspüren, ist es hilfreich, selbst etwas zur Ruhe zu kommen. Erst dann können Sie den Zustand des Kindes objektiv einschätzen, die vorhandenen Symptome genau erfassen und dem Kind die optimale Hilfe zukommen lassen.

Sie müssen entscheiden:
- ob es reicht, wenn Sie das Kind selbst versorgen,
- was zuerst versorgt werden muß (der Schock, der Schmerz oder die Verletzung),
- ob Sie zum Heilpraktiker, zum Arzt oder in die Klinik müssen
- oder ob es der Zustand des Kindes sogar erfordert, daß Sie den Notarzt holen.

Unfälle und Verletzungen

In diesem Kapitel möchten wir Ihnen Tips für die Eigenbehandlung der kleinen Unfälle geben, die im Alltag mit Kindern passieren können. Wichtig ist es, zuerst zu beurteilen, ob Sie den Notfall noch selbst behandeln können oder ob es nötig ist, zum Heilpraktiker, Arzt oder sogar in die Klinik zu gehen.

Wichtig! Falls Sie sich bei der Einschätzung des Notfalls nicht sicher sind, rufen Sie lieber in der Notaufnahme des Krankenhauses, bei Ihrem Kinderarzt oder Heilpraktiker an und lassen Sie sich dort beraten.

Die homöopathischen Mittel können Sie in jedem Fall sofort einsetzen, auch wenn Sie anschließend noch in die Klinik oder zum Arzt fahren. Diese Mittel haben keine Nebenwirkungen und helfen immer, einen akuten Notfall zu stabilisieren. Denken Sie aber beim Arztgespräch daran, ihm zu sagen, welche Maßnahmen Sie inzwischen ergriffen oder welche Medikamente Sie dem Kind verabreicht haben. Damit der Therapeut zielgerichtet und schnell behandeln kann, ist weiterhin eine gute, objektive, möglichst angstfreie Beobachtung und Schilderung der derzeitigen und der vorangegangenen Symptome besonders hilfreich.

Das Wichtigste bei allen Unfällen und Verletzungen ist aber, daß Sie so ruhig wie möglich bleiben. Sie sollten das Kind nicht ausschimpfen oder zurechtweisen, sondern ihm Geborgenheit und das Gefühl geben, jetzt in Sicherheit zu sein. So kann sich der kleine Patient entspannen und anfangen, den Unfall zu verarbeiten. In vielen Fällen ist der Schreck das Schlimmste. Kinder spüren sehr schnell die Ängste der Eltern und reagieren darauf mit verdoppelter Angst. Oftmals verschlimmert sich so der Zustand des kranken Kindes.

Wichtig! Bemühen Sie sich immer, Ruhe zu bewahren. Atmen Sie erst einmal tief durch und versuchen Sie dann, überlegt zu handeln, auch wenn es manchmal schwerfällt.

SCHOCK

Ein Schock ist eine allgemeine Reaktion des Körpers, insbesondere des Nervensystems, auf ein Trauma. Durch gewaltsame Erschütterung, Verletzung wichtiger Organe oder Organsysteme oder durch Schadstoffe kommt es zu einer Hemmung der Gewebs- und Organtätigkeit. Dabei ist die Kreislaufversorgung besonders betroffen.

Ursachen
- Großer Blut- oder Flüssigkeitsverlust bei Verletzungen, Verbrennungen oder Durchfällen
- Intensive psychische Einflüsse, wie großer Schreck, Angst, starke Schmerzen

- Überempfindlichkeit, also Allergie auf bestimmte Stoffe
- Starke bakterielle Infektionen, bei denen der Organismus mit Giftstoffen überschwemmt wird

Symptome im Anfangsstadium
- Blässe
- Kühle, feuchte Haut
- Kalte Arme und Beine
- Übelkeit und Erbrechen
- Zittern
- Der Puls ist sehr schnell und nur schwach spürbar.
- Die Atmung ist oberflächlich und schnell.

Symptome im späteren Verlauf
- Steigerung der vorhandenen Kennzeichen bis zum länger andauernden Bewußtseinsverlust

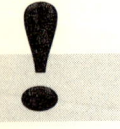 Bei einem Schock liegt ein akuter Notfall vor. Sie müssen unbedingt den Notarzt holen! Dies gilt vor allem bei einem schweren Schock mit länger anhaltender Bewußtlosigkeit.

Sofortmaßnahmen bis zum Eintreffen des Notarztes oder in leichteren Fällen
- Lagern Sie das Kind bequem auf den Boden.
- Halten Sie die Beine des Kindes für einige Minuten in die Höhe, damit das Blut ins Körperzentrum zurückfließen kann. Danach die Beine etwas höher als den Oberkörper lagern (Schocklage), zum Beispiel auf einem Kissen oder einer zusammengelegten Decke.
- Halten Sie das Kind warm, setzen Sie es nicht

der Sonne aus, sondern decken Sie es zu. Das Kind sollte nach Möglichkeit auch auf einer warmen Unterlage liegen, dafür können Sie die Rettungsfolie aus Ihrem Verbandskasten oder aus der Apotheke als Unterlage oder Decke verwenden.

• Blutungen können Sie gegebenenfalls stillen, indem Sie einen Verband anlegen.

Wichtig! Beruhigen Sie das Kind! Es nimmt Ihre liebevolle Anwesenheit, Ihre Berührungen und Ihre beruhigende Stimme wahr, auch wenn es nicht bei Bewußtsein ist. Lassen Sie das Kind nach Möglichkeit nicht allein.

Bachblüten

• Geben Sie sowohl dem Kind als auch sich selbst 1–2 Tropfen der Notfalltropfen auf die Lippen. Wiederholen Sie die Einnahme alle 5 Minuten, bis der Notarzt eintrifft.

Homöopathie

• Bei einem Verletzungsschock, Nervosität oder Berührungsempfindlichkeit des Körpers geben Sie einmal 3 Globuli Arnica C 30 in die Wangentasche des Kindes.

• Mit einmal 3 Globuli Aconitum C 30 können Sie Ihrem Kind bei großem Schreck, Furcht, Angst oder Unruhe helfen, indem Sie das Mittel in die Wangentasche geben.

BEWUSSTLOSIGKEIT

Das bewußtlose Kind ist für kürzere oder längere Zeit nicht ansprechbar. Es reagiert auch nicht, wenn Sie es anfassen, während die körperlichen Funktionen (Atemtätigkeit) erhalten sind.

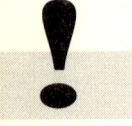

Ist das Kind länger bewußtlos, sollten Sie auf jeden Fall den Notarzt holen! Wenn die Atmung aussetzt, beginnen Sie sofort mit der Mund-zu-Mund-Beatmung, und wenden Sie bei fehlendem Herzschlag zusätzlich Herzmassage an. Bei länger andauernder Bewußtlosigkeit besteht Lebensgefahr, da das Kind an Erbrochenem oder der eigenen Zunge ersticken kann.

Sofortmaßnahmen

- Legen Sie das bewußtlose Kind bis zum Eintreffen des Notarztes in die stabile Seitenlage. Da in dieser Lage der Kopf leicht überstreckt ist, kann das Kind nicht mehr an der eigenen Zunge ersticken.
- Öffnen Sie den Mund des Kindes, und untersuchen Sie die Mundhöhle nach Erbrochenem. Falls Erbrochenes oder sonstige Fremdkörper vorhanden sind, entfernen Sie diese sofort.
- Lassen Sie das Kind nach Möglichkeit nicht allein.

OHNMACHT

Eine Ohnmacht ist eine leichte, nicht lebensbedrohliche Form der Bewußtlosigkeit. Die Kinder kommen im Normalfall, sobald sie flach am Boden liegen, schnell wieder von selbst zu Bewußtsein. Meist dauert eine Ohnmacht nur wenige Minuten, selten bis zu einer Viertelstunde.

Die Ursache für eine Ohnmacht ist Sauerstoffmangel im Gehirn, der durch starke Blutungen, Erschöpfung (langes Stehen, Aufenthalt in schlechter Luft, Menschenansammlungen, Hunger, emotionale Belastungen, Flüssigkeits- oder Elektrolytverluste) hervorgerufen werden kann. Manche Kinder neigen konstitutionell zu Ohnmachten.

Symptome
- Das Kind wird blaß.
- Kalter Schweißausbruch, manchmal nur am Kopf.
- Dem Kind wird schwarz vor den Augen, es hört nur noch ein Rauschen oder Sausen im Kopf und sackt dann in sich zusammen.
- Der Puls ist schwach.

Wenn eine Ohnmacht länger als 15 Minuten dauert, muß der Arzt verständigt werden. Außerdem sollten Sie den Vorfall unbedingt Ihrem Kinderarzt oder Heilpraktiker melden und das Kind dort umgehend zur Untersuchung vorstellen.

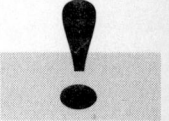

Vorbeugende Maßnahmen

- Wenn Sie merken, daß Ihr Kind ohnmächtig zu werden droht, können Sie die Zehen kräftig nach unten ziehen, in Richtung Fußsohle. Durch den so ausgelösten Schmerzreiz wird ein Reflex in Gang gesetzt, der die Blutzirkulation bis in den Kopf anregt. Das Herz pumpt kräftiger, und eine Ohnmacht kann verhindert werden.
- Verabreichen Sie kalte Armbäder.

Sofortmaßnahmen

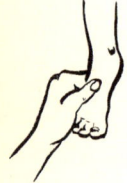

- Bringen Sie das Kind in die Schocklage: Oberkörper flach auf den Boden legen, Beine hochlagern, enge Kleidung öffnen.
- Massieren Sie Zehen und Fußsohlen kräftig.
- Öffnen Sie beengende Kleidungsstücke.
- Decken Sie das Kind zu.
- Schicken Sie umstehende Menschen nach Möglichkeit weg.
- Benetzen Sie das Gesicht mit kühlem Wasser, legen Sie einen kalten Waschlappen in den Nacken.
- Bleiben Sie nach Möglichkeit bei dem Kind, damit es sich beruhigt und beim Aufwachen in Sicherheit fühlt. Sehr hilfreich ist es auch, Körperkontakt herzustellen, indem Sie das Kind streicheln oder einfach nur seine Hand halten.

Bachblüten

- Hilfreich sind 1–2 Notfalltropfen, die Sie dem Kind auf die Zunge geben.

Homöopathie

- Geben Sie einmal 3 Globuli Aconitum C 30 auf die Zunge, wenn Schreck die Ursache ist.

- Verabreichen Sie einmal 3 Globuli Ignatia C 30 (auf die Zunge legen), wenn schlechte Nachrichten, Trauer, starke Gemütsbewegungen, große Freude oder Erregung als Ursachen in Frage kommen.
- Bei Ohnmacht durch langes Stehen in geschlossenen, engen, warmen Räumen (zum Beispiel Kirche) helfen einmal 3 Globuli Pulsatilla C 30. Auf die Zunge gegeben.

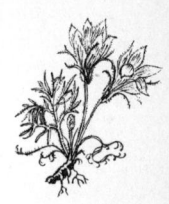

Küchenschelle
(Pulsatilla)

Fertigpräparate
- Geben Sie dem Kind auf einem Löffel Zucker oder einem Stück Brot 5–10 Tropfen Korodin-Tropfen.
- Auf die gleiche Art und Weise können Sie auch 5–10 Tropfen Balsamischen Melissengeist verabreichen.

Wichtig! Da in beiden Präparaten viel Alkohol enthalten ist, sollten sie nur im Notfall angewendet werden.

Weitere Behandlungsmöglichkeiten
- Akupunkturpunkt zwischen Oberlippe und Nasenwurzel kräftig mit dem Fingernagel reizen oder auf den kleinen Finger neben dem Nagelanfang beißen.
- Zur Vorbeugung: Lassen Sie Kinder, die zu Ohnmachten neigen, einmal wöchentlich für drei bis fünf Minuten ein kühles Unterarmbad nehmen, und animieren Sie sie zu häufigem Barfußlaufen. Auch lauwarme Fußbäder mit Rosmarin haben sich bewährt. Diese können Sie nach folgendem

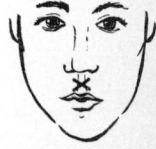

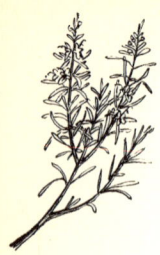

Rosmarin
(Rosmarinus
officinalis)

Rezept bereiten: 2 Eßlöffel Rosmarinblätter mit $\frac{1}{2}$ Liter kochendem Wasser übergießen, 10 Minuten ziehen lassen, abseihen, mit 4–5 Liter lauwarmem Wasser verdünnen, die Füße darin baden.

Wichtig! Rosmarinbäder sollten nicht am Abend gemacht werden, da sie kreislaufanregend wirken. Die Kinder können unter Umständen schlecht einschlafen.

VERGIFTUNGEN

Vergiftungen entstehen unter Umständen durch den Verzehr ungenießbarer Nahrung, wenn Kinder Alkohol trinken, unkontrolliert Medikamente einnehmen, Spülmittel, giftige Pflanzen, Pilze oder Tiere zu sich nehmen oder Säuren beziehungsweise Laugen trinken. Falls Sie etwas Derartiges in der Umgebung des vergifteten Kindes finden, nehmen Sie es bitte unbedingt mit ins Krankenhaus. Genauso sollten Sie eventuell Erbrochenes mit in die Klinik nehmen.

Das Inhalieren von Autoabgasen – durch langes Fahren im Stau oder den Aufenthalt in einer Garage/Tiefgarage verursacht – kann ebenfalls zu Vergiftungserscheinungen führen. Sorgen Sie in diesem Fall umgehend für frische Luft.

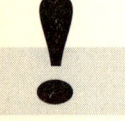

Bei Verdacht auf Vergiftung ist die Verständigung des Notarztes dringend geboten. Sorgen Sie dafür, daß Ihr Kind so schnell wie möglich in die Klinik gebracht wird, rufen Sie vorher dort an, oder wenden Sie sich im Bedarfsfall an die **Giftnotrufzentrale Berlin, Tel.: 030/302 30 22.**

Symptome
- In Fällen von ungewöhnlicher Schläfrigkeit oder Erregung ist immer an eine Vergiftung zu denken.
- Bei Übelkeit, Erbrechen, vielleicht Schwindel, Benommenheit und Ohrensausen sollten Sie ebenfalls eine Vergiftung als Ursache in Betracht ziehen.

Homöopathie
Diese Mittel können Sie als Erstversorgung auf dem Weg zum Arzt anwenden:
- Nux vomica D 12: viertelstündlich 3 Globuli auf der Zunge zergehen lassen (siehe Dosierung 1 auf S. 227). Verabreichen Sie das Medikament, wenn das Kind verdorbene Fleisch- oder Wurstwaren, verdorbene Obstkonserven, verdorbenes Speiseeis oder altes Fett zu sich genommen hat und mit Erbrechen, Durchfall, Unruhe, Schwäche oder großem Durst reagiert. Wenn Kinder Zigaretten gegessen haben, darf Flüssigkeit auch bei großem Durst nur in kleinen Schlucken gegeben werden.
- Arsenicum album D 12: viertelstündlich 3 Globuli auf der Zunge zergehen lassen (siehe Dosierung 1 auf S. 227). Setzen Sie dieses Mittel ein, wenn die Vergiftung durch verdorbene Pilze, fettes Essen oder verdorbenes Obst hervorgerufen wurde und Übelkeit, Erbrechen, sau-

res Aufstoßen, manchmal auch weinerliche Stimmung erzeugt.

VERBRENNUNGEN

Verbrennungen können durch Sonne, Feuer, heiße Herdplatten, den Haarfön, kochendes Wasser oder den Dampf kochenden Wassers entstehen.
Für die Behandlung ist es sehr wichtig, daß Sie den Schweregrad der Verbrennung richtig einschätzen. Verbrennungen ersten Grades (Rötung der Haut mit Schmerzen im betroffenen Gebiet, zum Beispiel Sonnenbrand) und kleine Verbrennungen zweiten Grades, das heißt, die nicht größer als der Handteller des Kindes sind (Rötung der Haut mit Blasenbildung oder nässender Wundfläche), können Sie selbst behandeln.

Symptome
* Oft sind Verbrennungen von starken Schmerzen und Beschwerden, wie Fieber, Durchfall, Frieren oder Schwäche, begleitet.

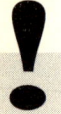

Bringen Sie Ihr Kind sofort zum Arzt, wenn:
* Verbrennungen dritten Grades vorliegen (mehrere Hautschichten lösen sich),
* Verbrennungen zweiten Grades vorliegen (mit Blasenbildung und Ablösung der oberen Hautschicht, sehr schmerzhaft),
* Verbrennungen an besonders empfindlichen Körperstellen aufgetreten sind (Gesicht, Hände, Genitalien),

- Verbrennungen mehr als handtellergroß sind,
- Ihr Kind durch Strom versengt wurde.

Achtung! Stromquelle ausschalten, bevor Sie das Kind berühren.

Sonnenbrand als Verbrennung ersten Grades

Einen Sonnenbrand bei Kindern sollten Sie unter allen Umständen vermeiden. Die Kinderhaut ist viel dünner als die Erwachsenenhaut. Sie hat einen geringeren Eigenschutz und verbrennt viel schneller. Besonders in den ersten sechs Lebensjahren können Sonnenbrände zu bleibenden Hautschäden führen.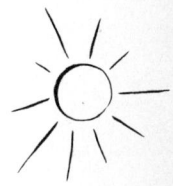

Als ebenfalls ausgesprochen gefährdet sind Kinder mit einer blassen Haut, hellen Augen und Sommersprossen und Kinder mit hellen oder rötlichen Haaren einzustufen. Auch wenn die Kinderhaut gebräunt ist, schützt sie die tieferen Hautschichten nicht ausreichend.

So können Sie einen Sonnenbrand verhindern:

- Die Kinder sollten nicht an der prallen Sonne spielen, vor allem nicht mittags zwischen 11 und 15 Uhr (auch wegen der hohen Ozonbelastung).
- Sie sollten immer mit Kopfbedeckung und leichter Bekleidung in der Sonne sein, besonders in südlichen Ländern.
- Tragen Sie unbedingt Sonnencreme auf die unbedeckten Körperstellen auf. Die Sonnencreme sollte keine Duft-, Konservierungs- und Farbstoffe enthalten, ein Lichtschutzfaktor von mindestens 20 ist erforderlich. Cremen Sie Ihr Kind mehrmals ein.

• Gut sind auch die neuen Badeanzüge und T-Shirts, die ursprünglich aus Australien kommen. Sie sind aus einem leichten Material, trocknen schnell und sind mit einen Lichtschutzfaktor von 50 versehen.

Sofortmaßnahmen

• Halten Sie die betroffene Stelle einige Minuten unter kaltes Wasser.
• Entfernen Sie verbrannte Kleidung, jedoch keine Gewebsfetzen, die angeklebt sind, diese muß der Arzt entfernen.
• Geben Sie dem Kind sehr viel zu trinken, am besten lauwarme Getränke (Wasser), nichts Eiskaltes.

Homöopathie

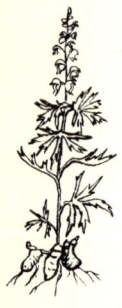

Eisenhut
(Aconitum)

• Mit ein- bis dreimal täglich 3 Tropfen Sol C 30 in Wasser, können Sie einem Sonnenbrand vorbeugen.
• In Fällen von intensiven, brennenden Schmerzen helfen, viertelstündlich eingenommen, 5 Globuli Cantharis D 12. Die Dosierungsanleitung finden Sie unter Dosierung 1 auf S. 227).
• Als inneres Zusatzmittel bei Verbrennungen sollten Sie immer dreimal täglich 5 Globuli Causticum D 12 geben.
• Gegen den Schock durch Schreck sollte das Kind einmal 3 Globuli Aconitum C 30 einnehmen.

Weitere Behandlungsmöglichkeiten

• Essigauflagen: Tränken Sie ein Tuch mit unverdünntem Obstessig, und legen Sie es auf die Verbrennung.

- Streichen Sie Quark auf die verbrannte Stelle.
- Überbrühen Sie frische oder getrocknete Brennessel mit kochendem Wasser, lassen Sie den Sud abkühlen, und geben Sie ihn lauwarm auf den Sonnenbrand.
- Verabreichen Sie Umschläge mit Calendula-Essenz: Essenz im Verhältnis 1 : 10 mit kühlem, aber nicht kaltem Wasser verdünnen, ein dünnes Baumwolltuch darin tränken und auflegen, öfters erneuern. Nachdem die Blasen aufgegangen sind, weiter mit Calendula-Essenz nachbehandeln.
- Auch Combudoron-Flüssigkeit kann im Verhältnis 1 : 10 mit Wasser verdünnt und als feuchter Umschlag auf die betroffene Stelle gelegt werden. Behandeln Sie in den nächsten Tagen, nach Abklingen der schlimmsten Beschwerden, mit Wund- und Brandgel oder Combudoron-Gel weiter.
- Bei allen Verbrennungen, auch bei einem Sonnenbrand, hat es sich in unseren Praxen sehr bewährt, die Abwehrkräfte der Kinder mit potenziertem Eigenblut zu steigern und die Nieren therapeutisch zu unterstützen.

HITZSCHLAG / SONNENSTICH

Der Hitzschlag ist die Folge eines Wärmestaus im Körper. Dazu kommt es, wenn der Körper großer Hitze ausgesetzt ist, ohne daß die durch Schwitzen verlorengegangene Flüssigkeit ersetzt wird. Ein Hitzschlag beziehungsweise Sonnenstich kann ganz

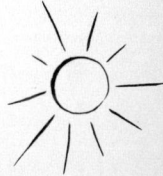

plötzlich oder auch nach längerer Zeit – manchmal
sogar erst im Laufe von einigen Tagen – auftreten.
Besonders Kinder, die nicht an Hitze gewöhnt sind
und dann plötzlich in große Hitze kommen (Urlaub
im Süden), sind gefährdet, wenn sie sich anstrengen
und zuwenig trinken. Gefährlich ist es auch, wenn
Kinder sich ohne Kopfbedeckung in der prallen
Sonne aufhalten.

Symptome
- Beim Hitzschlag oder Sonnenstich kommt es zu
  einem plötzlichen Kreislaufversagen, mit kalter,
  feuchter Haut, mit Schweißausbrüchen, Blässe, manchmal Erbrechen und Durchfall. Auch
  Krämpfe und Beeinträchtigungen des Bewußt-
  seins, mit Schläfrigkeit oder Benommenheit,
  sogar Bewußtlosigkeit können sich entwickeln.
  Die Körpertemperatur kann nicht mehr reguliert werden und auf über 40,0 °C ansteigen.
- Erste Warnsignale sind, daß das Kind einen
  trockenen Mund bekommt und leicht verwirrt
  ist. Es kann sich nicht mehr richtig konzentrieren
  und sieht unscharf.
- Die Haut ist heiß, rot und trocken, das Kind
  neigt dazu, kopflos zu reagieren. Später kommt
  es zu Schwindel, Übelkeit und hämmernden
  Kopfschmerzen.
- Wenn das Kind aufhört zu schwitzen, ist größte
  Alarmbereitschaft angesagt. Nun kann es zu Bewußtlosigkeit kommen.

Gehen Sie bei einem Sonnenstich oder Hitzschlag
sofort mit Ihrem Kind zum Arzt oder Heilpraktiker. Handelt es sich um einen Sonnenstich mit

Bewußtlosigkeit, liegt ein akuter Notfall vor, und Sie sollten auf jeden Fall den Notarzt verständigen.

Sofortmaßnahmen, während Sie auf den Notarzt warten

Versuchen Sie mit Hilfe der folgenden Maßnahmen, die Körpertemperatur des betroffenen Kindes zu senken:

- Bringen Sie das Kind unverzüglich in den kühlen Schatten.
- Lagern Sie den Kopf des Kindes hoch, und hüllen Sie ihn in feuchte, kühle Tücher.
- Öffnen Sie eventuell vorhandene Kleidung.
- Massieren Sie dem bewußtlosen Kind kräftig die Fußsohlen und Waden, bis es wieder zu Bewußtsein kommt.
- Auch Kälteanwendungen an den Fußsohlen und Handflächen senken die Körpertemperatur schnell.
- Wenn das Kind das Bewußtsein wiedererlangt hat, kühlen Sie es nur noch sanft ab, geben Sie dem Kind kühle Getränke, aber nichts Eiskaltes.

Bachblüten

- Geben Sie Ihrem Kind so oft wie nötig je 2 Notfalltropfen auf die Zunge.

Homöopathie

- Verabreichen Sie auf dem Weg zum Behandler 3–5 Globuli Aconitum und Lachesis jeweils in D 12 im viertelstündlichen Wechsel.

BLUTUNGEN

Blutungen entstehen durch die Verletzung eines Blutgefäßes. Kleinere Blutungen, die bei Abschürfungen, kleinen Platz-, Riß- oder Quetschwunden sowie bei Stich- oder Schnittwunden auftreten, können Sie zu Hause behandeln. Durch diese Blutungen reinigen die Wunden sich selbst, indem Fremdkörper und Bakterien zum größten Teil ausgeschwemmt werden.
Blutungen von größerer Intensität sollten jedoch vom Arzt versorgt werden.

Verliert Ihr Kind große Mengen Blut oder ganz hellrotes Blut (bei Verletzung einer Arterie), sollten Sie einen Druckverband anlegen und Ihr Kind sofort ins Krankenhaus bringen.

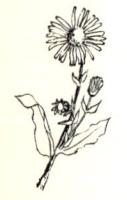

Homöopathie
• Durch die Verabreichung von einmal 3 Globuli Arnica C 30 können Sie die Blutung stillen und die Heilung beschleunigen. Dieses Mittel sollten Sie nur homöopathisch anwenden, da viele Menschen auf Arnika allergisch reagieren.

Arnika
(Arnica montana)

Weitere Behandlungsmöglichkeiten
• Reinigen Sie die Wunde mit verdünnter Calendula-Essenz: 1 Eßlöffel Essenz auf 10 Eßlöffel Wasser. Calendula-Essenz stillt die Blutung und fördert zugleich die Wundheilung und eine schöne Narbenbildung.
• Damit die Wunde gut heilen kann, ist es vorteilhaft, sie nach der Reinigung vor neuer Ver-

schmutzung zu schützen. Legen Sie ein Pflaster oder einen Verband an, wenn die Kinder im Sand oder Dreck spielen. Sollte der Verband an der Wunde kleben, können Sie ihn mit verdünnter Calendula-Essenz entfernen.

- Ansonsten heilen Wunden am besten durch viel Luft und Sonne.

BLUTVERGIFTUNG

Eine Blutvergiftung ist eine eitrige Lymphgefäßentzündung. Die Gefahr einer Blutvergiftung ist besonders groß bei stark verschmutzten und zerfetzten Wunden, bei unhygienischen Verhältnissen und bei starker Schwächung des Körpers durch Belastung oder mangelhafte Ernährung.

Gehen Sie sofort mit Ihrem Kind zum Arzt, wenn sich nach einer Verletzung eine heiße Rötung der betreffenden Stelle entwickelt und von dieser ein roter Streifen ausgeht. Diese Symptome weisen auf eine beginnende Blutvergiftung hin.

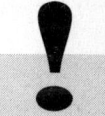

Homöopathie
- Geben Sie dem Kind im viertelstündlichen Abstand je einmal 3–5 Globuli Pyrogenium C 30, Lachesis C 30 und Echinacea C 30.

Weitere Behandlungsmöglichkeiten
- Legen Sie ein Kohlblatt auf. Nehmen Sie dazu ein Blatt Weißkohl oder Wirsing, klopfen Sie

den Strunk weich, und legen Sie das Blatt auf die
Wunde. Erneuern Sie das Blatt nach 15 Minuten.

WUNDEN ALLGEMEIN

Wenn sich ein Kind eine Wunde zugezogen hat, ist
zunächst die emotionale Versorgung wichtig. Nachdem sich das Kind dann wieder in Sicherheit weiß
und Sie die Art und das Ausmaß der Verletzung
eingeschätzt haben, können Sie zu einer spezifi-
schen Behandlung übergehen.

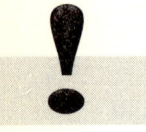

Gehen Sie sofort mit Ihrem Kind zum Arzt, wenn
es sich um Stichwunden handelt, die sehr tief sind.
Auch Riß- oder Stichwunden im Bereich des Ge-
sichts, des Nackens, der Brust oder des Bauchs
müssen von einem Arzt versorgt werden, da un-
terhalb dieser Stellen lebenswichtige Organe liegen.
Man kann die Tiefe einer Wunde oft schlecht ab-
schätzen und damit nicht ausschließen, daß ein sol-
ches Organ verletzt ist. In Fällen, bei denen ein
Gelenk betroffen ist, muß ebenfalls umgehend der
Arzt aufgesucht werden.

Bachblüten
• Geben Sie je nach Intensität der Verletzung ein
  bis zwei Tage lang 2–3 Tropfen der Notfalltropfen auf die Zunge.

Homöopathie
Als homöopathisches Schmerzmittel verwenden

wir in unseren Praxen gern eine Dreierkombination aus:

- Chamomilla C 30: einmal 3 Globuli
- Aconitum C 30: einmal 3 Globuli
- Coffea C 30: einmal 3 Globuli

Das Kind sollte diese Mittel im fünfminütigen Abstand je einmal bekommen und auf der Zunge zergehen lassen.

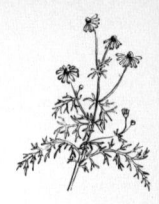

Kamille
(Chamomilla)

Riß-, Schürf- und Platzwunden

Diese Wunden haben unregelmäßige oder sogar zerfetzte Wundränder. Oft bluten sie eher mäßig, unter ihnen kann sich ein Bluterguß bilden. Diese Wunden können wie kleinere Blutungen behandelt werden (s. S. 44).

Weitere Behandlungsmöglichkeiten

- Legen Sie eine Kompresse mit verdünnter Calendula-Essenz auf die Wunde (1 Eßlöffel Essenz auf 10 Eßlöffel Wasser).

Schnitt- und Stichwunden

Wunden dieser Art neigen entweder zu starker Blutung oder sie bluten überhaupt nicht, je nach Tiefe der Verletzung. Sie haben glatte Wundränder. Kleinere Stichverletzungen können Sie mit Hilfe einer Pinzette vorsichtig vom Fremdkörpern – wie Splittern und Dornen – befreien. Lassen sich die Fremdkörper schwer lösen, weichen Sie die Stelle in warmes Seifenwasser ein. So können Sie die Splitter viel leichter entfernen.

Bei großen Stichverletzungen ist es ausgesprochen wichtig, den Fremdkörper (Pfeil, Angelhaken
oder ähnliches) in der Wunde zu belassen. Er
sollte erst vom Arzt entfernt werden, da lebenswichtige Organe verletzt sein können und durch
den Fremdkörper die Blutung noch aufgehal-
ten wird. Im Krankenhaus kann diese nach dem
Entfernen des Fremdkörpers sofort gestillt werden.

Homöopathie

- Je einmal 3 Globuli Arnica C 30.
- Geben Sie alle 15 Minuten 5 Globuli Staphisagria
  D 12 (siehe Dosierung 1 auf S. 227). Sollte sich
  der Zustand des Kindes durch dieses Mittel nicht
  verbessern, verabreichen Sie alle 15 Minuten
  5 Globuli Ledum D 12 (siehe Dosierung 1 auf
  S. 227).

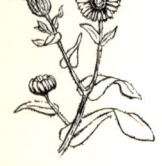

Weitere Behandlungsmöglichkeiten

- Verwenden Sie 1 Eßlöffel Calendula-Essenz auf
  10 Eßlöffel Wasser zum Reinigen der Wunde.

Ringelblume
(Calendula)

Stumpfe Verletzungen

Stumpfe Verletzungen weisen keine offenen Wunden auf, die Haut wurde nicht durchtrennt. Bei
stumpfen Verletzungen läßt sich von außen oft
nicht beurteilen, ob Gelenke, Knochen oder Bänder innerlich verletzt sind, es empfiehlt sich also,
vom Arzt ernstere Verletzungen ausschließen zu
lassen. Kleinere stumpfe Verletzungen können Sie
selbst behandeln.

Auch die Erstversorgung kann von Ihnen geleistet werden.

Bringen Sie Ihr Kind sofort zum Arzt oder holen Sie den Notarzt, wenn

- Gelenke verletzt sind und somit der volle Bewegungsumfang des Gelenks beeinträchtigt beziehungsweise der verletzte Körperteil verrenkt, deformiert oder instabil ist,
- intensive Schmerzen oder Krämpfe im umgebenden Muskelgewebe auftreten (dies deutet auf einen Bruch hin),
- ausgeprägte Schwellungen oder Blutungen unter der Haut erscheinen,
- kalte Blaufärbung oder Taubheitsgefühl im Verletzungsbereich auftreten (weist auf eine Schädigung der Blut- oder Nervenversorgung hin).

Sofortmaßnahme
- Stellen Sie, bis der Notarzt kommt, die verletzte Stelle möglichst ruhig.

Homöopathie
- Verabreichen Sie bis zum Eintreffen des Notarztes einmal 3 Globuli Arnica C 30.

Prellungen und Quetschungen

Prellungen und Quetschungen rufen eine innere Gewebsverletzung hervor. Durch das Zerreißen von Blutgefäßen entsteht ein Bluterguß (Ödem) im Muskelgewebe und unter der Haut. Ein Ödem entwickelt sich durch das Austreten von Gewebsflüssigkeit. Dadurch werden Schmerzen und eine nach

außen sichtbare Schwellung verursacht. Der Bluterguß – also ein blauer Fleck – kann sich sofort
oder erst nach einigen Tagen entwickeln. Er verfärbt sich in den darauffolgenden Tagen von Violett
nach Gelbbraun und verschwindet langsam wieder.

Homöopathie
• Verabreichen Sie einmal 3 Globuli Arnica C 30.
• Bei Blutergüssen geben Sie dem Kind einige Tage
  lang (jeweils in D 12) je fünfmal täglich 3 Globuli
  Hamamelis und Bellis perennis, bis der Bluterguß abgeheilt ist.

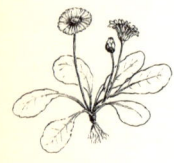

Gänse
blümchen
(Bellis perennis)

Fertigpräparate
• Das Kind sollte dreimal täglich 2 Tabletten Traumeel-Tabletten auf der Zunge zergehen lassen.

Weitere Behandlungsmöglichkeiten
• Machen Sie mehrmals täglich Umschläge mit
  Retterspitz äußerlich.
• Reiben Sie die Prellung mehrmals täglich mit
  Traumeel-Salbe ein.

Verstauchungen/Zerrungen/Verrenkungen

Verstauchungen und Zerrungen entstehen durch
Überdehnung der Gelenkkapseln und der Bänder.
Diese Überbeugung des Gelenks hat oft einen innerlichen Bluterguß zur Folge. Dadurch entwickeln
sich wieder Schwellungen und oft starke Schmerzen. Bei einer Verrenkung können sich die beiden
Teile eines Gelenks so verschieben, daß sie sich
nicht mehr in ihrer ursprünglichen Lage befinden.
Ein Glied ist also kürzer oder länger im Vergleich
zu dem Gegenüberliegenden.

Sie sollten das Gelenk auf keinen Fall selbst wieder einrenken. Lassen Sie es von einem Arzt untersuchen und einrichten, da sich immer auch ein Bruch dahinter verbergen kann.

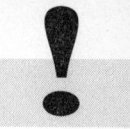

Homöopathie
• Verabreichen Sie mit halbstündigem Abstand je einmal 3 Globuli Arnica C 30 und Aconitum C 30.
• Speziell bei Verrenkungen haben sich mehrmals täglich 5 Globuli Rhus toxicodendron D 12 sehr bewährt.

Fertigpräparate
• Geben Sie dem Kind Traumeel-Tabletten in folgender Dosierung: anfangs stündlich 1 Tablette, bei Nachlassen der Beschwerden dreimal täglich 2 Tabletten.

Weitere Behandlungsmöglichkeiten
• Legen Sie Retterspitz-Wickel auf die betroffene Stelle (siehe »Weitere Behandlungsmöglichkeiten«).
• Auch Umschläge mit Alkohol ($^1/_3$ Alkohol, $^2/_3$ Wasser) sind sehr hilfreich.
• Reiben Sie den Verletzungsbereich mit Traumeel-Salbe ein.

Kopfverletzungen

Bei Verletzungen des Kopfes, als einem der sensibelsten Körperbereiche, sollten Sie besonders große Vorsicht walten lassen.

Gehen Sie sofort zum Arzt, wenn eines oder mehrere der folgenden Symptome bei Ihrem Kind auftreten:

- Das Bewußtsein ist beeinträchtigt (Schläfrigkeit, Lethargie oder Bewußtlosigkeit).
- Es besteht unerwartete Reizbarkeit, der Puls ist langsam und schwach.
- Das Kind spricht undeutlich, Sehstörungen (Doppelt- oder Unscharfsehen) machen sich bemerkbar.
- Es entstehen Schwierigkeiten, die Gliedmaßen zu bewegen, die Pupillen haben unterschiedliche Größe.
- Taubheitsgefühl, Krampfanfälle, Erbrechen kommen vor, sowie klarer, wäßriger oder blutiger Ausfluß aus Mund, Nase oder Ohren.

Gehirnerschütterung

Eine Gehirnerschütterung kann nach einem Sturz oder nach einem heftigen Schlag oder Stoß auf den Kopf auftreten.

Wenn die Beschwerden, nach einem Schlag oder Fall auf den Kopf, nur minimal sind und somit eine Gehirnerschütterung relativ sicher auszuschließen ist, reicht es, wenn Sie das Kind gut beobachten, es beruhigen und selbst behandeln.

Symptome (eventuell auch erst nach einigen Stunden)

- Dem Kind ist übel.
- Es muß erbrechen.
- Hände und Füße sind kalt.
- Der Puls ist verlangsamt.
- Die Atmung ist oberflächlich.

- Die Lippen sind blutleer.
- Oft haben die Kinder eine Gedächtnislücke für die Zeit kurz vor dem Unfall.
- Manchmal besteht eine kurze Bewußtlosigkeit.

Bei Verdacht auf eine Gehirnerschütterung sollten Sie zum Arzt gehen, auch um andere Schädelverletzungen auszuschließen.

Sofortmaßnahmen
Nach leichten Kopfverletzungen oder als Erstversorgung bei einer Gehirnerschütterung:
- Legen Sie einen kalten Waschlappen auf die Stirn oder in den Nacken, je nach dem, wie es dem kleinen Patienten angenehmer ist.
- Arnika-Essenz, im Verhältnis 1 : 9 mit Wasser verdünnt, kann auch als Umschlag auf Stirn oder Nacken oder direkt auf die betroffene Stelle aufgebracht werden.
- Bettruhe

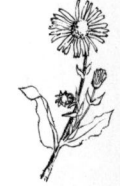

Arnika
(Arnica montana)

Bachblüten
- Versorgen Sie am besten sowohl das Kind als auch sich selbst, da man ja meist auch erschrocken oder geängstigt ist, mit Notfalltropfen. Geben Sie jeweils 2–3 Tropfen unverdünnt direkt auf die Zunge.
- Zusätzlich können Sie die Notfallsalbe auf die betroffene Stelle auftragen.

Homöopathie
- Gute Hilfe leisten einmal 3 Globuli Arnica C 30.
- Wenn der Schreck sehr groß ist, fast schon ein Schock, geben Sie dem Kind zusätzlich einmal 3 Globuli Aconitum C 30.

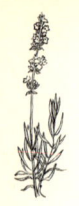

Lavendel
(Lavandula)

Weitere Behandlungsmöglichkeiten
- Sorgen Sie für Ruhe, Raum und Zeit, damit die kleinen Patienten den Unfall verarbeiten können.
- Stellen Sie zur Beruhigung eine Duftlampe mit ätherischem Lavendelöl im Zimmer auf.

Nervenverletzungen

Sie entstehen zum Beispiel bei einer Verletzung der Fingerkuppen oder wenn im Zusammenhang mit anderen Verletzungen nervenreiches Gewebe verletzt wird. Nervenverletzungen sind oft sehr schmerzhaft.

Homöopathie
- Geben Sie Ihrem Kind viertelstündlich 3 Globuli Hypericum D 12. Beachten Sie hierbei bitte die Dosierung 1 auf S. 227).

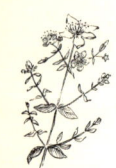

Johanniskraut
(Hypericum
perforatum)

Weitere Behandlungsmöglichkeiten
- Reiben Sie die verletzte Stelle mit Johanniskrautöl ein. Dies können Sie entweder als Rotöl in der Apotheke kaufen oder selbst herstellen.

Knochenbrüche

Knochenbrüche können offen oder geschlossen sein. Beim offenen Bruch ist auch die Haut über der Bruchstelle verletzt. Hier besteht die Gefahr, daß Keime in die Wunde eindringen. Es ist also wichtig, die Wunde möglichst steril abzudecken. Ansonsten sollten Sie die Bruchstelle ruhigstellen und sofort zum Arzt gehen.

Geschlossene Knochenbrüche sind oft schlecht von Prellungen zu unterscheiden. Sie sind sehr schmerzhaft, die Bewegung ist eingeschränkt, die betroffene Stelle ist stark geschwollen, und eventuell besteht eine Fehllage des Knochens.

Grundsätzlich können die Knochen der Gliedmaßen sowie die Rippen und Wirbel brechen. Erfahrungsgemäß sind meistens die Hand oder der Arm betroffen. Knochenbrüche können entstehen: beim Sturz von hohen Mauern, vom Wickeltisch, vom Klettergerüst, von Zäunen oder anderen »Spielgeräten«, aber auch beim Sturz auf Gegenstände, zum Beispiel Heizkörper und Türpfosten.

Gehen Sie sofort zum Arzt, wenn der Verdacht auf einen Bruch besteht.

Symptome
- Stechende Schmerzen
- Der Knochen fühlt sich dicker an oder hat einen deutlichen Absatz im Vergleich zu den Knochen des gegenüberliegenden Gliedes, das gebrochene Glied ist kürzer, es kann nicht belastet werden.
- Bei gebrochenen Rippen verspürt das Kind heftige Schmerzen beim Einatmen, es nimmt eine Schonhaltung ein und hustet eventuell Blut.
- Wenn einer oder mehrere Wirbel gebrochen sind, können Schmerzen im Rücken oder ein Taubheitsgefühl in den Armen beziehungsweise Beinen auftreten.
- Eventuell kann es auch zu einer Schockreaktion oder sogar zu einer Ohnmacht kommen.

Homöopathie
- Besteht ein starker Schock oder auch eine Ohnmacht, verabreichen Sie einmal 3 Globuli Aconitum C 30.
- Hilfreich für die Wundheilung sowie als Erstmittel bei allen Verletzungen sind einmal 3 Globuli Arnica C 30.
- Damit die Knochen besser heilen, sollten Sie dem Kind einige Wochen lang dreimal täglich je 5 Globuli Symphytum D 12 zusammen mit Calcium phosphoricum D 12 verabreichen.
- Zur Schmerzbehandlung können Sie die homöopathischen Schmerzmittel Chamomilla, Aconitum, Coffea – jeweils C 30 – geben. Im viertelstündlichen Abstand sollten je 3 Globuli eingenommen werden, bis die akuten Schmerzen vergangen sind.

Weitere Behandlungsmöglichkeiten
- Die schmerzende Stelle sollte mit kalten Umschlägen gekühlt und ruhiggestellt werden. Hinweise zur Versorgung der Wunde bei offenen Brüchen finden Sie auf S. 54.

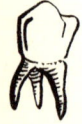

Verletzungen der Zähne

Auch die Zähne der Kinder können bei Unfällen und Verletzungen in Mitleidenschaft gezogen werden, zum Beispiel durch einen Sturz oder eine kleine Rangelei.

Ist ein Zahn angeschlagen, ganz oder teilweise abgebrochen oder vollständig herausgebrochen, sollten Sie sofort mit Ihrem Kind zum Zahnarzt gehen.

Bitte nehmen Sie das entsprechende Zahnstück mit.

Homöopathie
Auf dem Weg zum Zahnarzt können Sie Ihr Kind mit den folgenden Mitteln behandeln:
• Arnica C 30: einmal 3 Globuli
• Hypericum D 12: dreimal 5 Globuli (einige Tage lang)

Muskelkater

Ein Muskelkater entsteht nach sportlicher oder spielerischer Überanstrengung oder nach intensiver, ungewohnter, einseitiger Bewegung. Hierbei sind zum Beispiel die Arme, die Beine oder auch die Bauchmuskulatur betroffen.

Homöopathie
• Verabreichen Sie dem Kind einmal 3 Globuli Arnica C 30.

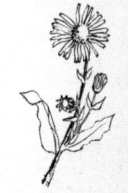

Weitere Behandlungsmöglichkeiten
• Mischen Sie einen Teil Arnika-Essenz mit 20 Teilen Olivenöl, und massieren Sie damit sanft den betroffenen Körperbereich.
• Als sehr wohltuend haben sich auch Saunagänge, Bewegung, viel Flüssigkeitszufuhr und warme Bäder herausgestellt.

Arnika
(Arnica montana)

Augenverletzungen

Zu einer Verletzung des Auges kann es durch das Eindringen eines Fremdkörper kommen. Außer-

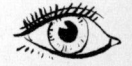

dem können stumpfe Verletzungen des Auges durch einen Sturz, Schlag oder Stoß entstehen. Falls ein Fremdkörper in das Auge eingedrungen ist, ist es wichtig, daß die Kinder nicht an den Augen reiben. Hierdurch könnten zusätzlich Riß- oder Schnittverletzungen der Hornhaut verursacht werden. Ist ein kleiner, harmloser Fremdkörper im Auge, so können Sie das Oberlid über das Unterlid ziehen und ihn so entfernen.

Sollte ein größerer Fremdkörper in das Auge Ihres Kindes eingedrungen sein, lassen Sie diesen von einem Augenarzt entfernen.

Phytotherapie
- Verabreichen Sie Euphrasia als Augenbad oder Augentropfen.

Bachblüten
- Geben Sie sofort 2–3 Notfalltropfen unverdünnt auf die Zunge.

Homöopathie
- Gegen den Schock durch Schreck eignen sich einmal 3 Globuli Aconitum C 30 als Einmalgabe.
- Bei einer stumpfen Verletzung, einem Bluterguß oder bei einem Schock durch Verletzung sind einmal 3 Globuli Arnica C 30 als Einmalgabe sehr hilfreich.
- Außerdem sollte das Kind fünfmal täglich 5 Globuli Euphrasia D 12 einnehmen und auf der Zunge zergehen lassen, bis die Beschwerden abgeklungen sind (siehe Dosierung 2 auf S. 227).

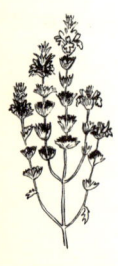

Augentrost
(Euphrasia)

INSEKTENSTICHE

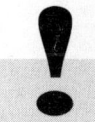

Ein Insektenstich ist meist völlig harmlos. Nach dem Stich einer Mücke, Biene oder Wespe schwillt die Einstichstelle gegebenenfalls stark an, wird rot und juckt oft sehr heftig.

Symptome bei allergischen Reaktionen auf den Stich

- Es kommt zu einer großflächigen Schwellung mit sehr starkem Juckreiz, eventuell sogar zu einem Ausschlag.
- Auch Übelkeit und Erbrechen sowie Schwindel oder sogar ein Kreislaufkollaps können entstehen.

Gehen Sie sofort mit Ihrem Kind zum Arzt, wenn
- das Kind bekanntermaßen allergisch auf den Stich reagiert,
- das Bewußtsein getrübt ist,
- die betroffene Stelle extrem anschwillt, vor allem im Mund- oder Rachenbereich,
- Atembeschwerden auftreten,
- es zu einem Kreislaufkollaps kommt und die allgemeinen Symptome wie Schwindel, Übelkeit und Erbrechen nicht innerhalb von einer Stunde deutlich nachlassen.

Stiche im Mund- oder Rachenraum müssen auf jeden Fall sofort von einem Arzt behandelt werden.

Sofortmaßnahme
- Entfernen Sie den eventuell vorhandenen Stachel (zum Beispiel bei Bienen) vorsichtig, aber schnell.

Homöopathie

- Verabreichen Sie dem Kind viertelstündlich 3 Globuli Ledum D 12 (siehe Dosierung 1 auf S. 227).
- Wenn Ledum keine Verbesserung gebracht hat oder nicht mehr bringt, sollte das Kind viertelstündlich 5 Globuli Apis D 12 einnehmen und auf der Zunge zergehen lassen (siehe Dosierung 1 auf S. 227).

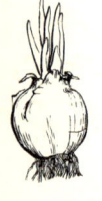

Zwiebel
(Allium cepa)

Weitere Behandlungsmöglichkeiten

- Legen Sie auf die Einstichstelle ein Spitzwegerichblatt oder eine frisch aufgeschnittene Zwiebel.
- Tupfen Sie die Einstichstelle mit Salzwasser ab.
- Auch Umschläge mit Calendula-Essenz – 1 Eßlöffel Essenz mit 10 Eßlöffel Wasser verdünnt – helfen gut.
- Behandeln Sie den Stich mit Keloid-Gel, es wirkt sehr schön kühlend und lindert den Juckreiz.

Behandlung bei einer allergischen Reaktion

- Als Erstversorgung helfen auch hier Calendula-Umschläge (s. o.).
- Lassen Sie den kleinen Patienten 1–2 Calcium forte Brausetabletten – aufgelöst in einem Glas Wasser – trinken. Bei Bedarf können Sie dies nach 2 Stunden wiederholen.

Behandlung bei Stichen im Mund- oder Rachenraum

- Verabreichen Sie dem Kind als Erstversorgung sehr kalte Wickel mit Calendula (s. o.).
- Lassen Sie das Kind Eiswürfel lutschen, bis Sie beim Arzt eingetroffen sind.

TIERBISSE

Bei Tierbissen können Keime in die durch den Biß
verursachten Wundtaschen eingedrungen sein.
Bißwunden bluten oft zu wenig, um sich selbst zu
reinigen. Deshalb sollten Sie die Umgebung der
Wunde leicht massieren, um sie zum Bluten und
damit zur Selbstreinigung zu bringen, und sie erst
dann versorgen. Für diese Maßnahme benötigen
Sie großes Einfühlungsvermögen. Das Kind muß
zunächst den Schock überwinden, daß es von
dem »süßen Kuscheltier« oder dem »schrecklichen
Tier« gebissen wurde.

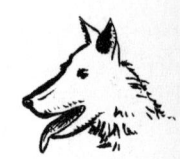

Bei Tierbissen sollten Sie sofort den Arzt aufsuchen, da das Tier an Tollwut erkrankt sein könnte.
Dies ist besonders wahrscheinlich, wenn es sich
auffällig benimmt, das heißt, besonders aggressiv
oder besonders zahm ist. Auch andere Krankheiten könnten durch die Bißwunde übertragen werden, oder das Tier könnte eventuell beim Biß ein
Gift abgesondert haben. Außerdem sind diese
Wunden oft sehr schlecht zu beurteilen und können tiefer gehen, als vermutet.

Folgende Symptome erfordern ebenfalls eine ärzt-
liche Behandlung:
• Das Bewußtsein ist getrübt.
• Die betroffene Stelle schwillt extrem an, es tre-
  ten Atembeschwerden auf.
• Es kommt zu einem Kreislaufkollaps.
• Allgemeinsymptome wie Übelkeit und Erbre-

chen oder Schwindel lassen innerhalb der nächsten Stunde nicht deutlich nach.

Sofortmaßnahme

• Nachdem Sie die Wunde zum Bluten gebracht
  haben, können Sie sie versorgen wie im Abschnitt »Blutungen« (S. 44) beschrieben.

Homöopathie

• Geben Sie fünfmal täglich 5 Globuli Ledum D 12,
  bis die Wunde verheilt ist.
• Wenn ein Schock durch den großen Schreck
  entstanden ist, helfen einmal 3 Globuli Aconitum
  C 30.
• Bei einem Schock, der durch die Verletzung
  verursacht wurde, sollten Sie dem Kind einmal
  3 Globuli Arnica C 30 verabreichen.

Zeckenbisse

In den meisten Fällen sind Zeckenbisse völlig harm-
los. Zecken halten sich gern in feuchten Wiesen, im
Gebüsch und an Waldrändern auf. Sie beißen sich
in der Haut des Kindes fest und saugen sich voll
Blut. Anfangs sind sie nur wenige Millimeter groß.
Sie erreichen durch das eingesogene Blut eine
Größe von ungefähr einem Zentimeter und fallen
dann von selbst ab.
Wenn Sie mit Ihren Kindern im Wald oder auf dem
Land waren, prüfen Sie abends, ob Sie irgendwo an
Ihrem Kind eine Zecke finden. Diese können Sie
dann eventuell auf die folgende Art und Weise ent-
fernen: Nehmen Sie eine Pinzette, fassen Sie damit

den Körper der Zecke vorsichtig an, ohne ihn zu zerdrücken, drehen Sie diesen einige Male gegen den Uhrzeigersinn, und ziehen Sie dann vorsichtig an.

Wichtig ist es, die Zecke mit dem festgebissenen Kopf aus der Haut zu entfernen, da sich sonst eine Entzündung bilden kann. Falls Sie unsicher sind, können Sie die Zecke auch vom Arzt oder Heilpraktiker entfernen lassen. Entsteht ein roter Rand um die Bißstelle oder treten direkt nach dem Zeckenbiß Fieber oder Erkältungszeichen auf, so sollten Sie ebenfalls zum Arzt gehen. In seltenen Fällen können Zecken die Erreger der Lyme-Borreliose oder der Frühsommer-Meningoenzephalitis übertragen.

Sofortmaßnahme

- Säubern Sie die Bißstelle mit verdünnter Calendula-Essenz (1 Eßlöffel Essenz auf 10 Eßlöffel Wasser), und beobachten Sie sie einige Tage lang. Treten die oben genannten Symptome auf, gehen Sie auf jeden Fall zum Arzt.

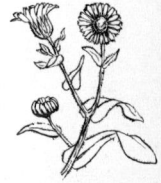

Ringelblume
(Calendula)

Homöopathie

- Verabreichen Sie 3 Globuli Ledum C 30 als einmalige Gabe.
- Haben die Kinder öfter Zecken, geben Sie einmal pro Monat 3 Globuli Ledum C 30, dies schützt für 4 Wochen.
- Hilfreich ist auch die Zeckenbißfieber-Nosode D 200. Verabreichen Sie 3 Globuli und nach 5 Minuten weitere 3 Globuli. Diese Therapie kann bis zu 12 Stunden nach dem Zeckenbiß prophylaktisch angewendet werden.

Weitere Behandlungsmöglichkeiten

• Der Geruch des Rotöls ist nicht nur für uns Menschen, sondern auch für Zecken unangenehm.
Daher empfiehlt es sich, die Kinder vom Kopf
bis zu den Füßen ganz leicht und hauchdünn mit
Rotöl einzureiben.

• Als Prophylaxe können Sie die Zeckenbißfieber-
Nosode genauso wie oben beschrieben anwenden. Dabei sollten Sie einen Tag auswählen, an
dem Ihr Kind ganz fit und gesund ist und kein
anderes homöopathisches Mittel eingenommen
hat. Diese Prophylaxe wirkt ähnlich wie eine
Impfung und hält ungefähr ein Jahr lang. Sie können die Behandlung gegebenenfalls mit Ihrem
Heilpraktiker absprechen.

EINE HILFREICHE GESCHICHTE

Die folgende Geschichte können Sie Ihrem Kind
nach Notfällen aller Art am Abend vor dem Einschlafen erzählen. Je nach Notfall lassen sich kleine
Variationen einbauen: zum Beispiel kann der Hund
bei einer Vergiftung etwas Falsches gegessen
haben.

Das Erzählen dieser Geschichte hilft Ihrem Kind,
den Notfall gut zu verarbeiten, ruhig zu schlafen,
seine Angst zu überwinden, und gibt Impulse zur
Heilung.

Der kleine Hund

Gerade jetzt, bevor du einschläfst, denke ich daran, was den ganzen Tag über alles geschehen ist ...
Als wir heute morgen aufgestanden sind, wußten wir noch gar nicht, was an diesem Tag passieren würde, genauso, wie wir abends, wenn wir im Bett liegen, auch nicht an alles ganz genau denken, sondern uns nur an die wichtigen Erlebnisse des Tages erinnern ...
Vieles vergessen wir einfach, wie beispielsweise, welche Farbe unsere Strümpfe haben oder den kleinen Hund, den ich heute an der Ecke gesehen habe und der so fröhlich herumgesprungen ist und gebellt hat ...
Dabei ist er vor einigen Tagen noch richtig krank gewesen. Er hat nämlich einen Unfall gehabt – so wie du heute – er ist einfach von einem Auto angefahren worden und mußte fürchterlich jaulen, weil es so weh getan hat. Zuerst hat er ganz schön Angst gehabt, bis der Tierdoktor gekommen ist und zu ihm gesagt hat, daß er ganz ruhig sein kann. Der Doktor, der so komisch nach Medizin gerochen hat, war natürlich ein anderer Doktor als der, der dir heute geholfen hat. Aber du mußt nicht denken, daß der Hund, nur weil er klein ist, auch nur wenig Angst gehabt hat – nein, es ist gerade anders herum: je kleiner die Tiere sind, desto mehr Angst haben sie, wenn irgend etwas passiert.
Und das hat der Tierdoktor auch gewußt. Die müssen das nämlich wissen. Und weil der Hund so viel kleiner ist als du, hat er auch noch viel mehr Angst gehabt als du. Aber der Doktor hat ihn trotzdem gern gehabt und ihn gleich verbunden. Dann hat

der Doktor zu ihm gesagt: »Jetzt mußt du ein kleines bißchen schlafen, damit du schnell gesund wirst.« Der kleine Hund war aber noch ganz wach und aufgeregt und faßte auch schon wieder ein wenig Mut. Er wollte einfach noch nicht schlafen. Also hat er den Doktor immer nur angeschaut, bis seine Augen ganz müde geworden sind, so wie deine Augen manchmal müde werden vom langen Schauen, und du sie einfach ein bißchen zumachst, weil sie sich müde anfühlen, auch wenn du selbst noch ganz wach bist.

Aber vielleicht weißt du gar nicht, daß sich auch die kleinen Hunde gesund träumen können, weil sie im Schlaf alles ein bißchen besser können, als wenn sie wach sind: jagen, bellen, laufen, sich zusammenkuscheln und sich wohl fühlen ...

Und als der kleine Hund nächsten Morgen wach wurde, hat er sich sehr gewundert, weil er sich so wohl und gut aufgehoben fühlte und er schon fast wieder gesund war. Und so konnte er schon bald wieder draußen spielen und sich freuen.

Natürlich hat ihm sein Bein zuerst noch ganz schön weh getan, aber das war nicht so schlimm – alle seine Freunde wollten wissen, was passiert war, und er fand es ganz toll, alles noch mal zu erzählen. Aber schließlich war er es leid, immer wieder dasselbe zu erzählen, und er ging lieber mit ihnen spielen, so wie du bald wieder spielen kannst, wenn du ein paar mal geschlafen hast. Und das einzige, woran er sich schließlich noch erinnerte, war, daß er in Zukunft gut auf sich aufpassen würde.

Und das hat er sicher auch getan.

INFEKTIONSKRANKHEITEN

SIND KRANKHEITEN WICHTIG FÜR KINDER?

Das Ziel aller Eltern und Therapeuten ist das gesunde körperliche und seelische Heranwachsen der Kinder. Wenn sie eine Krankheit überwinden sollen, sind dazu drei Schritte nötig: Man bekommt eine Krankheit, setzt sich mit ihr auseinander und überwindet sie schließlich. Das Ganze läßt sich mit dem Bewältigen einer Lernaufgabe vergleichen: Man ringt mit dem Stoff, um das Lernziel zu erreichen.

Die Krankheit ist also als eine dem Organismus gestellte Aufgabe zu verstehen, deren Lösung einen leiblichen und geistigen Lernprozeß in Gang setzt. Auf diese Weise können die Kinder neue Fähigkeiten erwerben.

Ein gesunder Organismus setzt sich ständig mit Krankheitserregern auseinander und überwindet diese. Eine gesunde Seele arbeitet unaufhörlich daran, die Weltzusammenhänge besser zu verstehen. Krankheiten können jedoch entstehen, wenn Dinge, die auf der seelischen Ebene nicht aus eigener Initiative gelernt oder bewältigt wurden, unfreiwillig auf der körperlichen Ebene nachgeholt werden müssen. Indem man also eine Krankheit durch Impfungen, Antibiotika oder starke Medikamente verhindert, beeinträchtigt man auch die Entwicklung des Kindes. Für die Eltern verläuft die Krankheit dagegen einfacher, da sie sich nicht mit der Angst um ihr Kind auseinandersetzen müssen.

Jedes Kind hat aber auch eine bestimmte, angeborene Konstitution, aus der sich eine spezifische Krankheitsneigung ergibt. Diese Krankheitsneigung kann je nach Konstitution entsprechend stärker oder schwächer sei. Auch die Lebensbedingungen des Kindes spielen hierbei eine große Rolle.

Stärkend wirkt eine ausgewogene Lebensführung, das heißt: gesunde, vollwertige Ernährung, gute, gesunde Umweltbedingungen, viel Bewegung an der frischen Luft, ein emotionales Gleichgewicht, Regelmäßigkeit im Tagesablauf, Sicherheit und liebevolle Zuwendung.

Zu einer Schwächung der Kostitution hingegen kann es durch folgende Einflüsse kommen: Fehlernährung, Streß, Schockerlebnisse, zu intensive oder extreme Emotionen (diese können auch passiv durch Videos und Fernsehfilme verursacht werden), verschmutzte Umwelt oder mangelnde Zuwendung.

Man kann Krankheiten auch als Tore auf dem Weg der Entwicklung des Menschen betrachten. Kinder brauchen Erkältungen und sonstige Kinderkrankheiten, um ein starkes Immunsystem zu entwickeln und um erwachsen zu werden.

Beim eigenständigen Durchschreiten eines dieser Tore kommt es zu einer grundlegenden Veränderung der Gesamtpersönlichkeit des Kindes. Diese betrifft die Gesundheit, die Psyche und den Charakter. Das Kind findet beim Durchschreiten des Tores zu einem neuen, ihm eigenen Inneren Gleichgewicht. Dazu kommt es aber nur, wenn das Kind ohne Eingriffe von außen (zum Beispiel durch allopathische Medikamente wie Antibiotika) durch das Tor treten kann.

Große Tore auf diesem Weg finden sich im Rhythmus von sieben Jahren. Wichtige große Tore im Leben des Kindes sind: die Kinderkrankheiten, der erste Tag ohne Windeln, der Eintritt in den Kindergarten, der Schulbeginn, Schul- oder Wohnungswechsel, Zahnwechsel und andere einschneidende Ereignisse. Kleine Tore können zum Beispiel banale Infekte, Fieber, Husten etc. sein.

Nach jedem von ihm selbst durchschrittenen Tor wird das Kind kräftiger und ist auf das nächste Tor vorbereitet. Schwächen und Krankheitsneigungen verschwinden oft ganz. Um das Kind auf diesem Weg zu unterstützen, sind eine ausgewogene Lebensweise, homöopathische, naturheilkundliche Medikamente und Anwendungen sowie eine liebevolle Pflege hilfreich.

Wichtig! Werden die Kinder daran gehindert, diese Tore selbständig zu durchschreiten, so erhöht sich die Krankheitsneigung. Eine Schwäche oder Anfälligkeit, entweder körperlich oder seelisch, bleibt bestehen oder intensiviert sich, und der Boden für chronische Erkrankungen wird bereitet.

FIEBER ALS HEILREAKTION

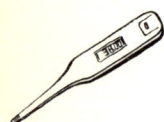

Unsere körperliche und geistige Leistungsfähigkeit ist von der Körperwärme abhängig, deren Optimum bei etwa 37,0 °C liegt. Wenn wir frieren, um Wärme aufzubauen, oder schwitzen, um Wärme abzugeben, können wir nicht konzentriert denken und handeln. Wärme beeinflußt auch die Stoffwechselabläufe im Körper. So hängt es von der Körpertemperatur ab, ob etwas im Fluß bleibt oder stagniert und sich ablagert und ob etwas verbrannt und ausgeschieden wird. Ein Temperaturanstieg verhilft auch seelischen Entwicklungsschritten zum Durchbruch, die vielleicht schon länger fällig sind.

Oft sind die Kinder nach einem Fieber in ihrer körperlichen und seelischen Entwicklung ein gutes Stück fortgeschritten: Neue Gesichtszüge haben sich entwickelt, manchmal auch neue Charaktereigenschaften und neue Fähigkeiten. Das Kind ist also nach dem Fieber gesünder und stabiler als vorher.

Wichtig! Zu einem Entwicklungsfortschritt kann es nur kommen, wenn der Körper des Kindes das Fieber selbständig durchleben darf, das heißt, ohne chemische Fiebersenker und Antibiotika, die nur die Symptomatik unterdrücken, aber nicht die Krankheit oder die Ursache des Fiebers heilen. Diese Maßnahmen sollten für den absoluten Notfall aufgehoben werden.

Homöopathische und phytotherapeutische Mittel sowie Wickel und Anwendungen unterstützen den kindlichen Organismus in seinem Bemühen, die Krankheit zu überwinden, und fördern damit die körperliche und seelische Entwicklung des Kindes.

Fieber ist das wirksamste Mittel, welches dem kindlichen Organismus bei der Bekämpfung von Krankheiten zur Verfügung steht. Durch diese Erhöhung der Körpertemperatur werden alle Stoffwechselvorgänge beschleunigt. So können Viren, Bakterien, deren Stoffwechselprodukte und weitere Giftstoffe verbrannt und ausgeschieden werden. In diesen Momenten leistet das körpereigene Abwehrsystem hochqualifizierte Arbeit.

Fieber ist ein Zeichen von großer positiver Reaktionsbereitschaft. Es bringt das gestörte innere Gleichgewicht des Kindes wieder ins Lot, indem es harmonisiert, entgiftet und die Abwehrkräfte steigert. Die Seele bekommt die Gelegenheit, etwas umzugestalten und neu zu ordnen.

Fieber entsteht oft im Zusammenhang mit anderen Infektionen, meist katarrhalischen Infektionen der oberen Luftwege. Es kann aber auch ohne weitere Erkrankungen auftreten, manchmal nach großen körperlichen oder seelischen Belastungen.

Krankheitsverlauf

Die normale Körpertemperatur bewegt sich zwischen 36,6 und 37,5 °C. Bis 37,9 °C spricht man von erhöhter Temperatur, ab 38 °C von Fieber. Fieber über 40,5 °C oder Fieber, das ohne chemische Fiebersenker um mehr als 1,5 °C schwankt, gehört unter die Aufsicht eines Heilpraktikers oder Arztes.

Fühlt sich die Haut an den Gliedmaßen kühl an, wird die Temperatur noch steigen. Waden und Füße werden erst heiß, wenn der Fieberanstieg vorbei ist und der Körper Wärme abgeben möchte. Bis zu diesem Zeitpunkt sollten Sie den Kindern keine kühlen Wadenwickel auflegen, sondern warmen Holunder- oder Lindenblütentee geben.

Wenn sich die Haut auch an den Waden und Füßen heiß anfühlt, die Temperatur über 39 °C steigt und gleichzeitig Unruhe, Benommenheit, Kopfschmerz oder Übelkeit bestehen, so sind Wadenwickel ein gutes Mittel, um den Körper zu unterstützen, Wärme abzugeben.

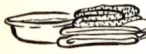

Wadenwickel senken das Fieber, befreien den Kopf und lindern die unangenehmen Begleiterscheinungen. Bei Fieber über 40,0 °C und kühler Haut (ein Zeichen für weiteren Fieberanstieg) sollte Kontakt mit dem Heilpraktiker oder Arzt aufgenommen werden.

Fieber beginnt oft mit einem leichten Frösteln und Unwohlsein. Während das Fieber ansteigt, fühlen sich die Kinder meist schlecht und erbrechen leicht, sie haben manchmal Kopf- und Gliederschmerzen und sind etwas benommen. Diese Symptome lassen nach, wenn das Fieber seinen Höhepunkt erreicht hat.

Nach dem Fieberhöhepunkt kommt es oft zu einem heilsamen Schlaf, bei dem die Kinder viel schwitzen und das Fieber sinkt. Danach stellt sich auch der Appetit wieder ein. Das Kind hat Fieber und Krankheit überwunden, braucht noch ein paar Tage Ruhe und ist dann wieder vollkommen fit. Es sollte aber erst dann langsam aufstehen, wenn der Appetit wieder ganz da ist. Es empfiehlt sich, das

Kind erst ein paar Stunden, dann mit Mittagsschlaf und frühem Zubettgehen, und dann erst wieder den ganzen Tag aufstehen zu lassen.

Diese Rekonvaleszenzzeit ist wichtig für den Körper, damit er die Krankheit und das Fieber überwinden und seine Kräfte wieder sammeln kann.

Nehmen Sie sofort mit dem Arzt Kontakt auf, wenn

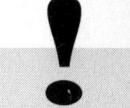

- das Fieber über 40,5 °C steigt,
- es länger als 2 Tage anhält (um eine Gehirnhautentzündung auszuschließen),
- Ihr Kind zu Krämpfen neigt, und bei schwierigen Begleiterkrankungen. Auch wenn Sie selbst unsicher bei der Beurteilung und Behandlung der Krankheit sind, sollten Sie Ihren Arzt oder Heilpraktiker um Rat fragen.
- Temperaturschwankungen länger als 3 Tage bestehen.

Sofortmaßnahmen
- Fieber soll unbedingt unterstützt, und nicht unterbrochen werden. Das heißt, Sie sollten nicht zu früh mit der Behandlung anfangen.
- Senken Sie das Fieber erst, wenn es mit Unruhe, Kopf- und Gliederschmerzen und Benommenheit verbunden ist, wenn die Haut des Kindes, die Hände, die Waden und die Füße heiß sind und wenn das Fieber über 39,0 °C ansteigt.
- Bettruhe ist das oberste Gebot. Das Kind kann auch in einer ruhigen Ecke in der Nähe der Eltern untergebracht werden, damit es sich nicht allein fühlt. Wichtig ist aber immer die Ruhe – das bedeutet: keine große Unterhaltung, kein

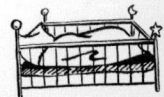

Fernseher, keine Kassetten, nur die sorgende Nähe der Mutter oder anderer pflegender Bezugspersonen.

- In der Zeit des ansteigenden Fiebers mit Frösteln ist Wärme wichtig. Ein warmes Bad, heißer Tee, eine Wärmflasche und Bettruhe können hier gute Dienste leisten.

Phytotherapie

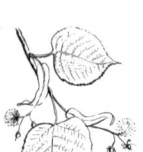

Lindenblüten
(Tilia)

- Bereiten Sie einen Grippetee zu: Linden- und Holunderblüten mischen, 1 Eßlöffel der Blütenmischung mit $\frac{1}{2}$ Liter kochendem Wasser übergießen, 10 Minuten ziehen lassen, abseihen, bei Bedarf mit Honig süßen. Der Tee sollte heiß getrunken werden.

Homöopathie

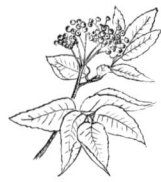

*Holunder-
blüten*
(Sambucus)

- Bei Fieber mit starkem Schwitzen und hochrotem Gesicht verabreichen Sie dem Kind als einmalige Gabe 3 Globuli Belladonna C 30.
- Ist das Fieber mit trockener Haut verbunden, helfen einmal 3 Globuli Aconitum C 30.
- Im Anfangsstadium können Sie bei Fieber generell dreimal täglich 5 Globuli Ferrum phosphoricum D 12 verabreichen (siehe Dosierung 2 auf S. 227).

Fertigpräparate

- Lösen Sie jeweils einen Beutel Oralpädon in Wasser oder Tee auf, und geben Sie es dem Kind innerhalb von 24 Stunden zwei- bis dreimal zu trinken. Damit kann der Verlust an Mineralien wieder ausgeglichen werden. Dies ist gerade bei kleinen Kindern und Säuglingen sehr wichtig.

- Zur allgemeinen Anregung der lymphatischen Funktionen sollten die Kinder bei akuten Beschwerden drei- bis fünfmal täglich $1/4$ bis 1 Teelöffel (je nach Alter des Kindes) Alymphon Granulat einnehmen.

Weitere Behandlungsmöglichkeiten
- Legen Sie dem Kind Zwiebelsocken an (siehe S. 210).
- Wenn das Fieber seinen Höhepunkt erreicht hat und die Kinder am ganzen Körper heiß sind, helfen kühle Wadenwickel (siehe S. 211). Wadenwickel senken das Fieber um 0,5 bis 1 °C, befreien den Kopf und lindern die Begleiterscheinungen.
- Lindernd wirken auch Retterspitz-Wickel (siehe S. 219).
- Wenn das fiebernde Kind nicht mindestens einmal pro Tag Stuhlgang hat, ist ein Einlauf unbedingt anzuraten (siehe S. 205). Auch bei geringer Nahrungsaufnahme sollte das Kind einmal täglich Stuhlgang haben, da der Darm nicht nur Nahrungsreste, sondern auch Stoffwechselreste und körpereigene Gewebereste ausscheidet. Diese Reste bleiben bei mangelnder Stuhlentleerung im Darm und belasten durch die sich bildenden Giftstoffe den Körper zusätzlich.

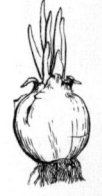

Zwiebel
(Allium cepa)

Ernährung bei Fieber

Kinder, die fiebern, haben meist keinen Hunger, sondern nur viel Durst. Dem können Sie getrost nachgeben. Kinder dürfen in dieser Zeit ruhig etwas abnehmen, sie nehmen in der Rekonvaleszenzzeit schnell wieder zu. Wichtig ist auch hier wieder die Entlastung des Körpers, der seine Kraft für die Krankheitsabwehr braucht und nicht für die Verdauungsfunktionen, die sehr energieaufwendig sind.

 Bei Bedarf können die Kinder Zwieback, trockenes Knäckebrot oder geriebenen Apfel essen. Sie sollten viel Flüssigkeit zu sich nehmen. Dazu eignen sich als Getränke besonders: stark verdünnte Fruchtsäfte, Kräuter-, Holunder-, Lindenblüten- oder Kamillentee und Wasser. Geben Sie Ihrem Kind keine Milch, diese verschleimt und belastet den Körper und hemmt die lymphatische Abwehrkraft.
Die Kinder sollten in dieser Zeit auch nichts Süßes essen.

Chemische Fieberbehandlung?

Fiebersenkende Zäpfchen (zum Beispiel Benuron) und Antibiotika senken die Körpertemperatur meist sehr schnell. Sie nehmen also dem Körper die Möglichkeit, die Bakterien, Viren und Giftstoffe zu verbrennen und auszuscheiden. Diese bleiben somit im Körper und sind die Basis für chronische Erkrankungen, erhöhte Infektanfälligkeit und Komplikationen wie Ohrenentzündungen und für allgemeine Schwäche. Die Kinder fühlen sich nicht mehr krank, sind nicht mehr im Bett zu halten, belasten sich zu früh und können die Krankheit nicht vollständig überwinden.

Fieberkrämpfe

Manche Kinder bekommen zwischen dem 6. Lebensmonat und dem 5. Lebensjahr bei plötzlichem, schnellem Fieberanstieg meist im Rahmen eines Infektes der oberen Luftwege einen Fieberkrampf. Einige Kinder neigen auch zu häufigen Krämpfen. Der Fieberkrampf ist eine Reaktion des kindlichen, noch unreifen Gehirns auf den plötzlichen hohen Temperaturanstieg, er ist erblich veranlagt.
Obwohl ein Fieberkrampf sehr besorgniserregend aussieht, bedeutet er in den meisten Fällen nichts Schlimmes.

Symptome
- Das Kind verkrampft sich am ganzen Körper, verdreht die Augen und verliert das Bewußtsein.
- Einzelne Muskeln zucken, und es kommt zu vermehrtem Speichelfluß.
- Ein Fieberkrampf löst sich meist von selbst nach wenigen Minuten. Er dauert selten länger als 10 Minuten.
- Nach dem Krampf fällt das Kind in einen tiefen sogenannten »Nachschlaf«.

Gehen Sie mit Ihrem Kind zum Arzt oder rufen Sie diesen an, wenn der Krampf nicht nach ein bis zwei Minuten vorbei ist. Sie müssen Ihren Arzt und Heilpraktiker immer über Krampfanfälle informieren. Bei einer Neigung zu Fieberkrämpfen sollten Sie Ihr Kind von einem Arzt oder Heilpraktiker konstitutionell behandeln lassen.

Bachblüten
• Geben Sie 1–2 Notfalltropfen auf die Lippen des Kindes. Sie eignen sich auch für die Eltern, damit diese ruhig werden.

Homöopathie
• Verabreichen Sie dem Kind einmal 3 Globuli Cuprum C 30, die es auf der Zunge zergehen läßt. Danach sollte der Krampf sofort nachlassen.

GRIPPALER INFEKT/ KATARRHALISCHER INFEKT

Zu einem grippalen Infekt gehören Glieder- und Kopfschmerzen, begleitet von Schnupfen, eventuell auch von einer Verschleimung der Nasennebenhöhlen, und manchmal von Husten und Heiserkeit. Der katarrhalische Infekt verläuft mit denselben Symptomen, aber ohne Kopf- und Gliederschmerzen.

Krankheitsverlauf
Oft beginnt ein Infekt mit einem eingeschränkten Allgemeinbefinden, das heißt, die Kinder sind quengelig, vielleicht besonders empfindlich, sie »kleben an der Mama«, wollen nicht spielen oder streiten öfter als sonst. Am nächsten oder übernächsten Tag entwickeln sie Fieber und die anderen grippalen Symptome. Die oberen Luftwege Nase, Nebenhöhle, Mittelohr, der Rachen und die Bronchien können betroffen sein, sie sind verschleimt oder

entzündet. Der Körper des Kindes setzt sich mit
den eingedrungenen Krankheitserregern auseinander, und das lymphatische System ist aktiviert. Mittels der lymphatischen Organe setzt sich der Körper mit Umwelteinflüssen auseinander.

Oft treten diese Abwehrkämpfe nach besonders
aufregenden Ereignissen im Leben des Kindes auf:
am Tag nach einem Kindergeburtstag, zu Anfang
des Urlaubs, nach einer Verletzung, die eigentlich
nicht so schlimm war, nach einem Schul-, Kinder-
garten- oder Wohnungswechsel, der das Kind besonders belastet hat. Das Kind braucht Zeit und
besonders viel Aufmerksamkeit und Zuwendung,
um diese Ereignisse zu verarbeiten.

Auch die Anfangszeit im Kindergarten ist oft von
mehreren grippalen Infekten begleitet. Der kindliche Organismus übt seine Abwehrfunktionen, das
Abwehrsystem kräftigt sich langsam.

Leichte Infekte gehen auch unbehandelt nach wenigen Tagen von selbst vorüber. Bei intensiveren und
länger andauernden Infekten, oder wenn einzelne
Symptome besonders heftig sind, ist eine Behandlung nötig.

Sofortmaßnahmen

- Das Wichtigste für das kranke Kind sind jetzt
  Ruhe und liebevolle Zuwendung und Pflege. So
  kann es sich sicher und geborgen fühlen und sich
  ganz der Auseinandersetzung des Lymphsystems mit dem Eindringling widmen.
- Das heißt: Bettruhe und kein Fernseher. Viel schö-
  ner ist es, wenn Sie diese Zeit nutzen können, um
  Geschichten zu erzählen oder vorzulesen.

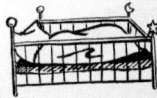

- Sorgen Sie für frische, nicht zu trockene Luft (eventuell feuchte Tücher aufhängen).
- Stellen Sie eine Duftlampe mit Eukalyptus- oder Olbas-Öl auf.

Phytotherapie
- Bereiten Sie einen Grippetee zu, indem Sie Linden- und Holunderblüten mischen, 1 Teelöffel der Blütenmischung mit $\frac{1}{4}$ Liter kochendem Wasser übergießen und den Aufguß 10 Minuten ziehen lassen. Der Tee kann eventuell mit Honig gesüßt werden, das Kind sollte 3–5 Tassen täglich trinken. Dieser Tee regt den Stoffwechsel an und fördert das Schwitzen. Die Körpertemperatur steigt, so können die Krankheitserreger oder Stoffwechselgifte besser verbrannt werden.

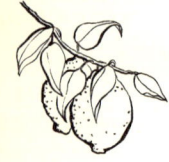

Zitrone

- Pressen Sie eine Zitrone aus, übergießen Sie den Extrakt mit $\frac{1}{4}$ Liter heißem Wasser, und süßen Sie mit 1 Teelöffel Honig. Diese Mischung sollte ein- bis zweimal täglich getrunken werden.
- Schälen Sie ein Stück (ungefähr 1 cm) frische Ingwerwurzel, und schneiden Sie dieses in kleine Würfel. Gießen Sie $\frac{1}{2}$ Liter Wasser darüber und lassen Sie das Ganze ungefähr 10 Minuten köcheln. Den Sud können Sie eventuell mit Honig oder Rübensirup süßen. Er sollte warm getrunken werden.

Fertigpräparate
- In akuten Fällen alle 1–2 Stunden 5–8 Tropfen Infludo in etwas heißes Wasser oder Tee geben und dem Kind verabreichen. Bis zur vollständigen Genesung sollte es weiterhin zwei- bis viermal täglich 5–8 Tropfen zu sich nehmen. Dies steigert die

Abwehrfunktionen und hilft so dem Körper, die Krankheit selbst zu überwinden.

- Bei akuten Beschwerden und zur allgemeinen Anregung der lymphatischen Funktionen sollten die Kinder drei- bis fünfmal täglich $\frac{1}{4}$ bis 1 Teelöffel (je nach Alter des Kindes) Alymphon Granulat einnehmen.

Weitere Behandlungsmöglichkeiten
- Achten Sie auf eine gute Verdauung. Falls das Kind unter Verstopfung leidet, machen Sie einen Einlauf (siehe S. 205).
- Reiben Sie Hals, Brust oder Rücken mit Bronchialbalsam-Öl ein, bedecken Sie die Stelle mit einem feuchtwarmen Tuch, und halten Sie sie mit einem Wolltuch warm.
- Auch Zwiebelsocken haben eine wohltuende und heilende Wirkung (siehe S. 216).

SCHNUPFEN (RHINITIS)

Ein Schnupfen, der etwa 1 Woche dauert, ist eine normale Ausscheidungsfunktion des Körpers und damit sehr nützlich, um Krankheitserreger loszuwerden. Es ist durchaus normal, wenn Kinder mehrmals im Jahr einen Schnupfen bekommen.

Im akuten Stadium versucht der Körper, Stoffe loszuwerden, die über Leber, Niere, Darm und Haut des Kindes nicht ausreichend ausgeschieden werden konnten. Deswegen ist es natürlich auch hier sehr wichtig, den Schnupfen nicht zu unterdrücken, sondern den Körper in seiner Entgiftungstätigkeit zu unterstützen.

Wird ein banaler Schnupfen durch schleimhautabschwellende Nasensprays behandelt, die rasch zur Degeneration der Nasenschleimhaut führen können, so besteht eine starke Rezidivgefahr, das heißt, die Kinder bekommen schnell den nächsten Schnupfen, da die Funktion der Erkrankung ja nicht erfüllt werden konnte. Gibt man dann erneut abschwellende Nasensprays, so entwickelt sich oft ein chronischer Schnupfen, eine chronische Nebenhöhleninfektion oder generell eine erhöhte Anfälligkeit für Infekte aller Art.

Bei allen Erkältungen ist es besonders wichtig, darauf zu achten, daß die Kinder warme Füße haben.

Phytotherapie

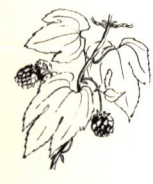

Hopfen
(Humulus lupulus)

- Hilfreich ist ein Kumpffscher Inhalationstee (Dr. Kumpff war ein bekannter Münchner HNO-Arzt), den Sie folgendermaßen zubereiten: je 20 g Hopfenzapfen, Lavendelblüten, Rosmarinblätter, Thymianpflanze und Wermutpflanze mischen. 1 Eßlöffel dieser Mischung mit 1 Liter kochendem Wasser übergießen und sofort inhalieren.
- Einen Grippetee bereiten Sie zu, indem Sie Linden- und Holunderblüten mischen, 1 Teelöffel Blütenmischung mit $\frac{1}{4}$ Liter kochendem Wasser übergießen, den Sud 10 Minuten ziehen lassen und ihn eventuell mit Honig süßen. Das Kind sollte 3–5 Tassen täglich davon trinken.

- Für einen Schnupfentee benötigen Sie: 30 g Kamillenblüten, 30 g Lindenblüten und 20 g Thymianpflanze. Mischen Sie die Blüten, übergießen Sie 1 Eßlöffel der Mischung mit $\frac{1}{4}$ Liter kochendem Wasser, lassen Sie den Tee 10 Minuten ziehen, und seihen Sie ihn dann ab. Zum Süßen können Sie Honig verwenden. Der Tee sollte heiß getrunken werden.

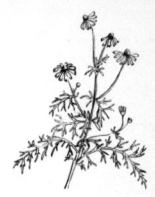

Kamille
(Chamomilla)

Bachblüten
- Cremen Sie Ihrem Kind zweimal täglich die Nase von der Nasenwurzel bis zu den Augenbrauen (äußerlich) mit Rescue-Creme ein.

Homöopathie
- Verabreichen Sie stündlich 5 Globuli Sambucus D 12, bis die Beschwerden zurückgehen. Reduzieren Sie dann langsam bis auf dreimal täglich 5 Globuli.
- Bei klarem Fließschnupfen geben Sie Cepa D 12, bei gelbem Sekret Hepar sulfuris D 12, jeweils nach derselben Anleitung wie bei Sambucus.

Fertigpräparate
- Schnupfencreme hilft, wenn die Nase sehr trocken ist.

Weitere Behandlungsmöglichkeiten
- Stellen Sie nachts eine $\frac{1}{2}$ rohe Zwiebel neben das Bett, damit die Nasenschleimhäute abschwellen.
- Auch Zwiebelsocken und Zwiebelsäckchen haben sich in diesen Fällen durchaus bewährt (siehe S. 209 f.).

HUSTEN (BRONCHITIS)

Eine Bronchitis ist eine akute entzündliche Erkrankung der Schleimhäute der Luftröhre und der oberen Atemwege der Lunge, die häufig durch Viren ausgelöst wird.

Meistens tauchen mit dem Husten auch andere grippale Symptome auf, zum Beispiel Fieber und Abgeschlagenheit.

Anfangs ist der Husten oft trocken und bellend, danach bildet sich weißlich zäher bis gelber oder grünlicher Schleim, der dann abgehustet wird.

Wenn bei Ihrem Kind eines oder mehrere der folgenden Symptome auftreten, sollten Sie mit ihm zum Arzt oder Heilpraktiker gehen:

- Der Husten eines grippalen Infektes dauert länger als 2 Wochen.
- Der Husten tritt zunehmend anfallsartig auf (Keuchhustenverdacht).
- Beim Auftreten eines plötzlichen Hustenanfalls, ohne Vorboten beziehungsweise grippale Symptome, meist tagsüber, eventuell verbunden mit Atemnot und Würgereiz (hier besteht der Verdacht auf Fremdkörper in den Atemwegen).
- Bei länger anhaltendem Husten mit sehr schlechtem Allgemeinbefinden und ständigem leichten Fieber (Verdacht auf Lungenentzündung).

Chronische Bronchitis

Als chronische Bronchitis wird ein Husten bezeichnet, der mehr als 3 Monate pro Jahr anhält. Ursachen sind oft chronische Nebenhöhleninfektionen und eine schlechte Abwehrlage des Körpers oder schädliche Umweltreize.

Sofortmaßnahmen
- Die Kinder sollen sich vor allem schonen.
- Stellen Sie 3–4 Schälchen mit Obstessig und einigen Tropfen ätherischem Thymianöl im Zimmer des kranken Kindes auf, das nimmt den Hustenreiz.

Phytotherapie
- Folgender Hustentee hat sich bewährt: 25 g Süßholzwurzel, 30 g Fenchelfrüchte, 25 g Spitzwegerichpflanze, 10 g Thymian und 10 g Ringelblumenblüten mischen, 1 Eßlöffel Tee mit $^1/_4$ Liter kochendem Wasser übergießen, 10 Minuten ziehen lassen, eventuell mit Honig süßen und warm trinken.

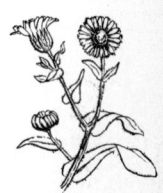

Ringelblume
(Calendula)

Fertigpräparate
- Verabreichen Sie im akuten Fall alle 2 Stunden 1 Teelöffel Pulmonium-Hustensaft.
  Wenn sich der Husten gebessert hat, geben Sie dem Kind weiterhin bis zum völligen Abklingen dreimal täglich 1 Eßlöffel.
- Lindernd wirken auch Salbei-Pastillen, je nach Bedarf sollte das Kind eine Pastille im Mund zergehen lassen.

Weitere Behandlungsmöglichkeiten
- Legen Sie dem Kind Retterspitz-, Quark- oder Zitronen-Wickel auf (siehe S. 212 ff. u. S. 216 f. und S. 219 f.).

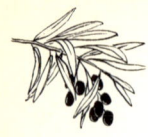

Olive

- Mischen Sie warmes Olivenöl mit 2 Tropfen ätherischem Lavendelöl, und reiben Sie die Brust des Kindes damit ein.
- Hilfreich sind auch Zwiebelsäckchen an den Füßen (siehe S. 209).

MANDELENTZÜNDUNG (ANGINA TONSILLARIS)

Die akute Angina ist eine Infektionskrankheit des gesamten Körpers, die sich an den Mandeln äußert. Sie wird durch eine schwache Abwehrkraft in Verbindung mit Bakterien (meist Streptokokken) oder Viren hervorgerufen und verursacht starke Halsschmerzen.

Eine akute Angina tritt oft in Zusammenhang mit anderen Erkrankungen der oberen Luftwege wie Husten oder Schnupfen auf.

Bei manchen Kindern kann eine Angina aber auch fast unbemerkt verlaufen. Sie haben keine Schmerzen, sind aber quengelig oder klagen über Bauchweh.

Wichtig ist es, die körpereigene Abwehrkraft der Kinder zu stärken, da Streptokokken auch schon ohne Krankheitssymptome zu verursachen oft im Rachenraum nachgewiesen werden können.

Der Arzt verordnet wegen möglicher Komplikationen wie Mittelohrentzündung, Nierenentzündung, Gelenkrheuma oder Herzentzündung meist relativ schnell Antibiotika. Diese Krankheiten können aber auch unter Antibiotikagabe auftreten. Außerdem ist das Rückfallrisiko bei dieser Form der Behandlung viel größer.

Bei immer wiederkehrenden Anginen sollten Sie Ihr Kind vom Arzt oder Heilpraktiker naturheilkundlich behandeln lassen.

Leider sehen wir in unseren Praxen häufig Kinder, die in einem Jahr zum dritten oder vierten Mal an einer eitrigen Mandelentzündung erkrankt sind. Sie wurden immer ausschließlich mit Antibiotika behandelt, so daß die Krankheit nicht ausheilen konnte. Dies führte unweigerlich zu Rückfällen innerhalb von wenigen Wochen. Durch die naturheilkundliche Behandlung kann der Infekt endgültig überwunden werden.

Ärzte empfehlen häufig bei Kindern, die oft an Angina leiden, die Mandeln entfernen zu lassen. Wir möchten Ihnen von einer übereilten Entfernung der Mandeln abraten.
Die Mandeln gehören zum lymphatischen Gewebe, einer Gewebeart, die es sonst nur noch in den tieferen Bereichen des Magen-Darm-Kanals gibt. Dieses Gewebe leistet zum Beispiel die Hauptarbeit im Abwehrkampf gegen Infektionen von außen und bei der Beseitigung von unerwünschten Stoffwechselschlacken. Im lymphatischen Gewebe werden die Immunkörper gebildet. Mit den Jahren entwickelt das Kind genügend Antikörper zum Schutz gegen weitere Infektionen. Die bis dahin sehr aktiven, vergrößerten Mandeln bilden sich von allein

zurück. Eine Entfernung der Mandeln ist also oft nicht mehr nötig.

Die Mandeln sind Teil des lymphatischen Rachenrings. Es gibt zwei Gaumenmandeln und eine Rachenmandel. Sie entzünden sich leicht bei allen katarrhalischen Erkrankungen der oberen Luftwege und dienen damit der Abwehr von pathogenen Stoffen, die mit der Luft eingeatmet werden (Viren, Bakterien, sonstige Krankheitserreger). Wenn die Mandeln fehlen, gelangen diese Krankheitserreger ungehindert in die tieferen Bereiche der Atemwege und müssen dort bekämpft werden, was eine deutlich höhere Belastung für den Körper darstellt.

Außerdem entwickelt sich oft auf dem Gebiet der entfernten Mandel eine sogenannte Seitenstrangangina mit mindestens gleicher Heftigkeit.

Da eine Mandelinfektion immer auch eine Allgemeinerkrankung des Körpers darstellt, die auf zeitweilig schwachen Abwehrkräften beruht, ist es wesentlich sinnvoller, den Körper in seinen Abwehrfunktionen zu unterstützen, als den Ort des Abwehrkampfes zu beseitigen.

Außerdem werden die physiologischen, für den Körper lebenswichtigen Bakterien im lymphatischen Rachenring gepflegt und vermehrt. Diese Bakterien helfen dem Körper, wenn sie in genügender Zahl vorhanden sind, schädliche Bakterien fernzuhalten.

Symptome
• Starke Halsschmerzen mit Schluckbeschwerden
• Fieber
• Allgemeines Krankheitsgefühl

- Manchmal haben Kinder bei einer akuten Angina nur Bauchschmerzen.
- Appetitlosigkeit
- Stark gerötete, geschwollene Mandeln, Rötung von Zäpfchen, Gaumen und Rachenhinterwand. Bei der bakteriellen Form finden sich oft gelbliche Stippchen auf den Mandeln.
- Die Halslymphknoten sind stark geschwollen und druckschmerzhaft.
- Bei der Virusangina sind die Lymphknoten kaum geschwollen, Zunge und Mandeln sind nicht belegt, Mandeln und Rachenwand sind hochrot, das allgemeine Krankheitsgefühl ist nicht so ausgeprägt.

Lassen Sie vor einer Selbstbehandlung Krankheiten wie Scharlach, Pfeiffersches Drüsenfieber oder Diphtherie von Ihrem Kinderarzt oder Heilpraktiker ausschließen.

Sofortmaßnahmen
- Sorgen Sie für Bettruhe bis ungefähr 3 Tage nach dem Abklingen des Fiebers.
- Desinfizieren Sie die Luft durch eine Duftlampe mit Eukalyptusöl.

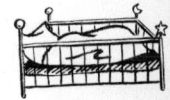

Fertigpräparate
- Geben Sie dem Kind in akuten Fällen mehrmals täglich 5 Globuli Apis/Belladonna cum Mercurio, die es auf der Zunge zergehen läßt.

Weitere Behandlungsmöglichkeiten
- Bei stark geröteten eitrigen Mandeln ist es immer wieder erstaunlich, welch entlastende

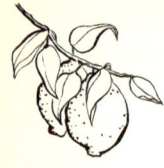

Zitrone

und abschwellende Wirkung ein Einlauf bringen kann (siehe S. 205).

- Auch die Anwendung der folgenden Wickel trägt zur Heilung bei: kühle Zitronenwickel, Quarkwickel und Retterspitz-Wickel (siehe S. 212 ff., S. 216 f. und S. 219 f.).

- Geben Sie 10 Tropfen Lactisol in ein halbes Glas Wasser, und lassen Sie das Kind damit gurgeln.

- Sie können auch Salzwasser zum Gurgeln benutzen. Dazu geben Sie 1 gestrichenen Teelöffel Salz auf $^1/_2$ Glas Wasser.

MITTELOHRENTZÜNDUNG (OTITIS MEDIA)

Bei einer Mittelohrentzündung kommt es durch eingewanderte Viren oder Bakterien aus dem Nasen-Rachen-Raum zur Ansammlung von Sekret und Eiter im Mittelohr. Die Eustachische Röhre, die Verbindung von Rachenraum und Ohr, ist bei Kindern noch kurz und weit, so daß die Erreger leicht ins Ohr gelangen können. Dies kann zum Beispiel bei einem Schnupfen geschehen. Aber auch beim Baden, vor allem mit Badezusätzen, kann Wasser ins Ohr gelangen und dort zu einer Entzündung führen. Außerdem kann Kälteeinwirkung beim Schlafen, Baden oder Spielen im Freien eine Otitis verursachen.

Ohrenentzündungen entwickeln sich oft in Verbindung mit anderen Infektionen, beim Zahnen oder als Impffolge.

Wenn das Trommelfell durchbricht, fließen Sekret oder Eiter nach außen ab, und die Schmerzen lassen sofort deutlich nach.

Kinder sollten eine Ohrenentzündung mit Hilfe von naturheilkundlichen Maßnahmen, die die eigenen Abwehrkräfte unterstützen, durchstehen und ausheilen lassen. So kommt es oft zu einer Kräftigung der gesamten Gehörorganisation. Verzichten Sie deshalb auf die Gabe von Antibiotika. Durch sie kommt es zu einer hohen Rückfallneigung und einer allgemeinen Schwächung des Organismus. Sie sollten aber die Ohren vom Ohrenarzt kontrollieren lassen, da durch nicht ausgeheilte Ohrenentzündungen eventuell Hörschwächen, und damit auch Verzögerungen in der Sprachentwicklung, entstehen können.

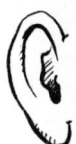

Wichtig! Beim Reinigen der Ohren ist allgemein große Vorsicht geboten. Sie sollten nur die sichtbaren äußeren Teile des Ohrs reinigen. Wenn Sie mit Hilfe von Wattestäbchen tiefer in das Ohr eindringen, kann dies den Selbstreinigungsvorgang der Ohren stören und zu Verstopfung mit Ohrenschmalz oder zu einer Verletzung führen.

Symptome
- Eine bakterielle Mittelohrentzündung tritt meist einseitig auf. Sie beginnt plötzlich, oft nachts, mit starken, pochenden Schmerzen. Die Kinder wachen vor Schmerzen auf, werfen den Kopf hin und her, weinen oder fassen sich an das betroffene Ohr.
- Säuglinge sind unruhig und trinken schlecht, da beim Saugen der Schmerz durch den Unter-

druck verstärkt wird. Bei Säuglingen, die den Ort des Schmerzes noch nicht angeben können, ist es ein deutliches Zeichen für eine Ohrenentzündung, wenn sie nicht wollen, daß man das Ohr untersucht oder nur berührt. Die Hauptsymptome können dann Koliken, Blähungen, Bauchschmerzen sein.

- Fieber und Magen-Darm-Symptome wie Durchfall begleiten oft das akute Geschehen.
- Virale Ohrenentzündungen verlaufen beidseitig und oft unbemerkt, da die Symptome so unspezifisch sind. Manche Ohrenentzündungen werden erst im Moment des Trommelfelldurchbruchs entdeckt, wenn ein meist übelriechender Ausfluß aus dem Ohr kommt. Ein Trommelfelldurchbruch heilt meist gut wieder ab.

Sie sollten auf jeden Fall mit Ihrem Kind zum Arzt oder Heilpraktiker gehen, wenn das Fieber länger als drei Tage dauert und die Ohrenschmerzen nach zwei bis drei Tagen nicht wesentlich besser sind. Dies gilt auch bei Erbrechen im Zusammenhang mit Ohrenentzündungen sowie bei heftigen und behandlungsresistenten Schmerzen.

Fertigpräparate
- Träufeln Sie dem kleinen Patienten dreimal täglich 1–2 Tropfen Aconitum comp Ohrentropfen ins Ohr.
- Verabreichen Sie in akuten Fällen stündlich 12–15 Tropfen Otovowen-Tropfen in Wasser.
- Geben Sie dem Kind dreimal täglich 5 Globuli Apis/Belladonna Glob.

Weitere Behandlungsmöglichkeiten

- Wenden Sie Zwiebelwickel, Zwiebelsocken oder Retterspitz-Wickel an (siehe S. 208 ff. und S. 219 f.).

- Tränken Sie einen Wattebausch mit einigen Tropfen ätherischem Lavendelöl, und stecken Sie ihn vorsichtig ins Ohr, das nimmt sofort den Schmerz.

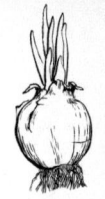

Zwiebel
(Allium cepa)

- Wenn Sie wissen, daß Ihr Kind zu Ohrenentzündungen neigt, können Sie zur Vorbeugung Ohrenkerzen benutzen. Diese sollten jedoch nicht im akuten Stadium angewendet werden. Lassen Sie zudem die Kinder niemals selbst damit hantieren!

- Träufeln Sie warmes Olivenöl ins Ohr.

- Sorgen Sie für eine freie Nase.

- Lassen Sie den Darm vom Arzt oder Heilpraktiker sanieren.

NASENNEBENHÖHLENENTZÜNDUNG (SINUSITIS)

Eine Sinusitis ist eine akute oder chronische Entzündung, bei der die Nasennebenhöhlen, die Kieferhöhlen, die Stirnhöhlen, das Keilbein und die Siebbeinzellen betroffen sein können. Oft tritt sie bei Kindern in Zusammenhang mit einer viralen Erkältung auf.

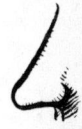

Die bakterielle Sinusitis entwickelt sich vielfach nach einem chronischen Schnupfen. Außerdem können die Nebenhöhlen beim allergischen Schnupfen mitreagieren.

Symptome der viralen Sinusitis

- Die Symptome sind eher unspezifisch, und ähneln denen des Schnupfens. Es tritt ungefähr 1–2 Wochen lang ein eitriges Sekret aus.
- Durch den Schleim, der die Rachenwand hinunterläuft, wird ein Reizhusten verursacht. Die Kinder husten abends, 1–2 Stunden nach dem Einschlafen, und morgens kurz vor dem Aufwachen heftig.
- Die virale Sinusitis kann von einer Ohrenentzündung begleitet sein.

Symptome der bakteriellen Sinusitis

- Schnupfen mit gelblichgrünem, zähem Sekret
- Fieber
- Lageabhängige Kopfschmerzen, vor allem beim Vorwärtsneigen des Kopfes
- Das Klopfen auf die Nebenhöhlen verursacht Schmerzen.

Sofortmaßnahmen

- Achten Sie darauf, daß das Kind warme Füße hat.

Phytotherapie

- Hier empfehlen wir Ihnen den Kumpffschen Inhalationstee: Je 20 g Hopfenzapfen, Lavendelblüten, Thymianpflanze, Rosmarinblätter, Wermutpflanze mischen, davon 1 Eßlöffel mit 1 Liter kochendem Wasser übergießen, sofort inhalieren.

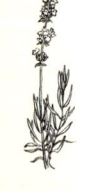

Lavendel
(Lavandula)

Weitere Behandlungsmöglichkeiten

- Achten Sie auf regelmäßigen Stuhlgang, und machen Sie eventuell einen Einlauf (siehe S. 205).

Es empfiehlt sich, eine konstitutionelle Therapie von einem naturheilkundlichen Arzt oder Heilpraktiker mit einer Sanierung des Darmes durchführen zu lassen.

- Hilfreich sind auch die Zwiebelsocken (siehe S. 210).

AUGENENTZÜNDUNG, BINDEHAUTENTZÜNDUNG (KONJUNKTIVITIS)

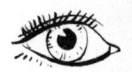

Bei einer Bindehautentzündung entzünden sich die Schleimhäute, welche die Innenseite der Augenlider auskleiden. Je nach Ursache sind entweder ein Auge oder beide Augen betroffen.

Eine einseitige Bindehautentzündung kann durch einen Fremdkörper im Auge verursacht werden. In Fällen von beidseitiger Bindehautentzündung kommen als Ursachen Rauch, Staub, Zugluft, grelle Sonne, Viren oder Bakterien in Frage. Es kann sich auch um eine Folgeerscheinung von Allergien oder anderen infektiösen Erkrankungen handeln.

Symptome
- Die Augen schmerzen.
- Die Bindehaut ist hochrot.
- Die Augen sind lichtempfindlich und tränen leicht.
- Manchmal wird ein eitriges oder schleimiges Sekret abgesondert.

Gehen Sie mit Ihrem Kind zum Arzt, wenn die Bindehautentzündung nicht innerhalb von 48 Stunden wesentlich abgeklungen ist. Bei einer einseitigen Rötung besteht der Verdacht auf einen Fremdkörper. Lassen Sie diesen von Ihrem Arzt entfernen. Das Kind sollte nicht am Auge reiben.

Behandlung bei Bindehautentzündung ohne eitrige Absonderung

- Geben Sie zweimal täglich 1–2 Tropfen Euphrasia Augentropfen in die Augen.
- Das Kind sollte mehrmals täglich 1–5 Globuli Euphrasia e pl. tota D 4 auf der Zunge zergehen lassen.

Behandlung bei Bindehautentzündung mit eitriger Absonderung

- Geben Sie stündlich 3–4 Tropfen Calendula D 4 Augentropfen in jedes Auge.

Behandlung bei Heuschnupfen mit Bindehautentzündung

- In diesem Fall sollten Sie dem Kind mehrmals täglich Gencydo 0,1 % Augentropfen ins Auge träufeln.

Fertigpräparate

- Geben Sie mehrmals täglich Conjunctisan B Augentropfen in den Bindehautsack.

Weitere Behandlungsmöglichkeiten

- Übergießen Sie 1 Teelöffel Augentrost mit 1 Tasse kochendem Wasser. Dieser Aufguß muß 2 Minuten ziehen, dann seihen sie ihn ab und las-

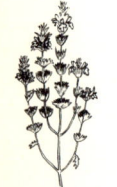

Augentrost
(Euphrasia)

sen ihn auf Körpertemperatur abkühlen. Tränken Sie ein Mull- oder Leinenläppchen damit, und wischen Sie das Auge von außen nach innen leicht aus. Benutzen Sie bitte keine Wolle oder Watte, weil die Fusseln die Augen noch weiter reizen können. Für jedes Wischen und für jedes Auge sollte ein frisches Tüchlein verwendet werden.

- Spülen Sie beide Augen mit steriler Kochsalzlösung 0,9 % aus der Apotheke.
- Wenden Sie Retterspitz-Wickel an (siehe S. 219).

HARNWEGSINFEKT (CYSTITIS)

Bei einem Harnwegsinfekt können die Harnröhre, der Harnleiter oder die Blase entzündet sein. Außerdem kann die Entzündung in das Nierenbecken im Inneren der Nieren aufsteigen. Bei Kindern bis zu 3 Jahren sind Harnwegsinfekte ziemlich verbreitet. Mädchen sind auf Grund der kürzeren Harnröhre häufiger betroffen. Nach einer nicht richtig ausgeheilten akuten Blasenentzündung kann eine Blasenempfindlichkeit zurückbleiben.

Verursacht werden diese Infektionen meist durch Bakterien, selten auch Viren, die sich im warmen Urin gut vermehren können und dann weiter ausbreiten. Als weitere Auslöser kommen nasse Füße, Barfußlaufen bei kühlem, nassem Wetter, Sitzen auf kalten Steinen und zu dünne oder synthetische Unterwäsche in Frage.

Symptome

- Brennen beim Wasserlassen
- Häufiger Harndrang, es gehen aber nur einige Tropfen Urin ab.
- Kinder, die schon trocken waren, machen wieder in die Windel.
- Fieber bis 38,5 °C
- Appetitlosigkeit
- Bauchschmerzen
- Eventuell Erbrechen oder Kopfschmerzen
- Bei kleineren Kindern ist der Verlauf meist unspezifisch, es treten nur die oben beschriebenen Allgemeinsymptome auf. Deshalb muß man bei einer plötzlichen Temperaturerhöhung bis zu 38 °C ohne erkennbare Ursache an einen Harnwegsinfekt denken. Dieser ist durch eine Urinkontrolle beim Therapeuten diagnostizierbar.

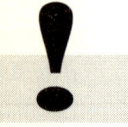

Gehen Sie mit Ihrem Kind zum Arzt, wenn Sie eines oder mehrere der folgenden Symptome bei ihm feststellen:

- Fieber über 39 °C ohne erkennbare Ursache
- Blut im Urin oder eine Blasenentzündung, die länger als 3–4 Tage dauert
- Beim Aufsteigen der Entzündung in die Nieren steigt das Fieber über 39 °C an und ist mit Schüttelfrost verbunden. Es kommt zu starken Schmerzen, die auch in die Rücken- und Leistengegend ausstrahlen können.
- Bei Harnwegsinfekten, die trotz entsprechender Behandlung wiederkehren, muß vom Arzt eine angeborene Fehlbildung im Bereich der ableitenden Harnwege ausgeschlossen werden.

Behandlung der Blasenempfindlichkeit

- Halten Sie das Kind warm, sorgen Sie, am besten mit Wollwäsche und Wollsocken, für einen warmen Unterleib und für warme Füße und Hände.
- Geben Sie Ihren Kindern wenig Gesalzenes und wenig Milch.
- Ihr Kind sollte viel Tee und Wasser trinken, damit Nieren und Blase gut durchgespült werden.

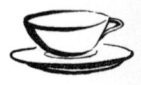

Phytotherapie

- Bereiten Sie einen Blasentee nach dem folgenden Rezept zu: 30 g Bärentraubenblätter, 30 g Zinnkraut, 30 g Hagebuttenfrüchte und 10 g weißes Sandelholz mischen, 1 Teelöffel der Mischung auf $1/4$ Liter kochendes Wasser geben, 15 Minuten ziehen lassen, abseihen. Heiß trinken.

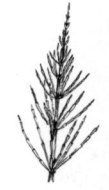

Zinnkraut
(Equisetum)

Homöopathie

- Bei starkem Brennen verabreichen Sie bis zur Besserung stündlich 5 Globuli Cantharis D 12, im Wechsel mit dreimal 5 Globuli Berberis D 12.
- Geben Sie bei starkem Harndrang stündlich 5 Globuli Petroselinum D 12.
- Wenn die Blasenentzündung auf Grund von Durchnässung entstanden ist, hilft es, dem Kind einige Tage lang fünfmal täglich 5 Globuli Dulcamara D 12 zu geben.

Fertigpräparate

- Das Kind sollte dreimal täglich 1 Teelöffel Cystinol-Lösung einnehmen.

- Für Kinder ab 5 Jahren eignen sich dreimal 6 Tabletten des pflanzlichen Antibiotikums Angocin.

Weitere Behandlungsmöglichkeiten
- Trockenbürsten als Abhärtung
- Feuchtwarme Umschläge auf die Blasengegend
- Legen Sie ein Schaffell zum Wärmen in das Bett.

HERPES LABIALIS

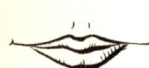

Ausgelöst wird der Lippenherpes durch Herpessimplex-Viren. Die Übertragung erfolgt durch Tröpfchen oder Schmierinfektion. Der Virus ist nahezu überall vorhanden. Bei Infektionen wie leichten Erkältungskrankheiten, Magen-Darm-Infektionen, Sonneneinstrahlung, aber auch bei starken psychischen Belastungen kann sich ein Herpes entwickeln. Er kann, wenn er nicht behandelt wird, jederzeit wieder auftreten. Die Hauterscheinungen sind sehr unangenehm, beeinträchtigen aber das Allgemeinbefinden der Kinder meist nicht wesentlich.

Symptome
- Rötung mit starkem Juckreiz an den Lippenrändern oder den Nasenlöchern
- Nach 2–3 Tagen bilden sich an diesen Stellen oft sehr schmerzhafte und juckende Bläschen. Die Bläschen verkrusten und heilen dann narbenlos ab.

Wichtig! Bei einer Herpesinfektion ist es immer sinnvoll, die gesamte körpereigene Abwehrkraft zu stärken, um die Infektion auszuheilen. Dazu eignet sich besonders gut potenziertes Eigenblut oder eine Symbioselenkung des Darmes. Diese Behandlung muß durch einen Heilpraktiker oder Arzt durchgeführt werden.

Homöopathie
• Das Kind sollte fünfmal täglich 5 Globuli Mezereum D 12 auf der Zunge zergehen lassen.

Fertigpräparate
• Geben Sie mehrmals täglich Lomaherpan-Creme auf die Bläschen.

Weitere Behandlungsmöglichkeiten
• Sie können die betroffenen Stellen vorsichtig mit Propolis-Tinktur abtupfen. Das brennt zwar ein bißchen, hilft aber gut.

MUNDFÄULE (STOMATITIS APHTHOSA)

Auch der Mundfäule liegt eine Infektion mit dem Herpes-simplex-Virus zugrunde. Sie ist häufig die erste Manifestation des Virus und entwickelt sich im Alter zwischen 1 und 3 Jahren.

Symptome
• Zunächst hohes Fieber und sehr schlechtes Allgemeinbefinden

- In kurzer Zeit entstehen viele weißlichgelbe, sehr schmerzhafte Bläschen auf der gesamten Mundschleimhaut mit einer Entzündung des gesamten Mundinneren.
- Die Halslymphknoten sind geschwollen, die Kinder können fast nichts essen, alles tut ihnen weh.
- Die Bläschen heilen nach ungefähr einer Woche narbenlos wieder ab.

Sofortmaßnahmen
- Das Kind sollte keine Fruchtsäfte trinken, diese brennen sehr stark.
- Geben Sie Ihrem Kind nur flüssige, zimmerwarme Nahrung wie Reisschleim, dünne Karottensuppe und Wasser oder Tee.
- Achten Sie auf den Stuhlgang, und machen Sie falls nötig einen Einlauf (siehe »Weitere Behandlungsmöglichkeiten«).
- Verordnen Sie Ihrem Kind viel Ruhe.

Fertigpräparate

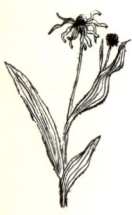

Sonnenhut
(Echinacea)

- Tragen Sie mehrmals täglich Mundbalsam flüssig unverdünnt oder verdünnt mit einer Pipette auf die Schleimhaut auf.
- Bis sich die Symptome deutlich gebessert haben, sollte das Kind mehrmals täglich 1–5 Globuli Apis/Belladonna cum Mercurio auf der Zunge zergehen lassen.
- Hilfreich sind auch mehrmals täglich 1–2 Sprühstöße Echinacea comp. Mundspray.

Notfälle, die bei Kindern oft auftreten

Kopfschmerzen

Kopfschmerzen treten auch schon im Kindesalter auf. Entweder in Verbindung mit anderen Erkrankungen im Anfangsstadium, wie zum Beispiel bei grippalen Infekten, oder in Verbindung mit Fieber. Wenn das Fieber an seinem Höhepunkt angekommen ist, läßt das Kopfweh meist nach. Bleibt das Kopfweh auch nach dem Fieberanstieg bestehen, vielleicht sogar mit Übelkeit und Erbrechen verbunden, muß vom Arzt eine Hirnhautentzündung ausgeschlossen werden. Kopfschmerzen können auch ohne Begleiterkrankungen auftreten. Besonders häufig ist dies bei Kindern der Fall, die früher oft Bauchweh hatten, das nicht auf eine bestimmte Ursache zurückgeführt werden konnte.

Ursachen für Kopfschmerzen können sein: Wetterwechsel, Fön, schlechte Luft, hohe Ozonwerte, tagelange Verstopfung, zu wenig Flüssigkeit, aber auch Angst, Sorgen, Streß und familiäre Belastungen. Auch Kreislaufstörungen, Störfelder im Körper (zum Beispiel Eiterherde in den Zähnen), unerkannte Ohrenentzündungen, Narben und Mandelentzündungen können zu Kopfschmerzen führen. Symptomatisch treten diese Schmerzen auch bei Erkrankungen der Nasennebenhöhlen, Stirnhöhlen oder Kieferhöhlen auf.

Wenn die Kopfschmerzen beim Lesen auftreten, sollten Sie vom Augenarzt abklären lassen, ob bei Ihrem Kind eventuell eine Kurz- oder Weitsichtigkeit vorliegt.

Tritt das Kopfweh während oder vor der Schule auf, deutet dies auf Streß in der Schule hin. Kinder, die sich selbst überfordern, neigen dazu. Kinder von allzu ehrgeizigen Eltern können manchmal den inneren Druck nur durch Kopfschmerzen abbauen. Sie sollten mit den Lehrern Ihres Kindes sprechen.

Kreislaufprobleme aufgrund einer instabilen Blutzirkulation können in Belastungssituationen ebenfalls zu Kopfweh führen. Diese verschwinden in der Pubertät oft von selbst.

Bei Kopfschmerzen, die nur am Wochenende auftreten, lohnt es sich, die Familiensituation genauer zu betrachten und dort nach Streßfaktoren zu fahnden. Dazu ist meist ein außenstehender Behandler erforderlich.

Gehen Sie mit Ihrem Kind zum Arzt, wenn Kopfschmerzen über Tage hinweg unverändert bestehen, oder Kopfschmerzen immer wieder auftauchen. Es ist wichtig, die Ursachen des Kopfwehs abzuklären und zu beheben. Da der Kopfschmerz in seiner Ausprägung sehr vielschichtig sein kann – Stirnkopfschmerz, Scheitelkopfschmerz, Hinterhauptkopfschmerz, ziehend, pochend, wandernd, stechend, drückend –, ist es in jedem Falle ratsam, einen Fachmann zu Rate zu ziehen. Nur auf diese Art und Weise ist es möglich, die Behandlung genau auf das jeweilige Kind und die jeweilige Symptomatik abzustimmen.

Weitere Behandlungsmöglichkeiten

- Verabreichen Sie dem Kind einen Einlauf (siehe S. 205).
- Hilfreich sind auch Quarkwickel und Kamille-säckchen (siehe S. 211 und S. 216).
- Sorgen Sie für Ruhe und, wenn das Kind möchte, auch für Dunkelheit.
- Geben Sie Ihrem Kind viel Flüssigkeit zu trinken.
- Reiben Sie ein wenig Tigerbalsam oder Japanisches Heilpflanzenöl auf die Schläfen. Lassen Sie dabei große Vorsicht walten, beide Mittel sind sehr scharf. Sie dürfen jedoch unter keinen Umständen in die Augen oder auf die Schleimhäute gelangen.

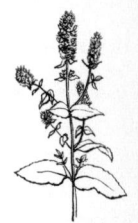

Pfefferminze
(Mentha piperita)

Migräne

Von Migräne spricht man bei sehr starken Kopfschmerzen ohne sonstige Erkrankungen und ohne Fieber, die in unregelmäßigen oder regelmäßigen Abständen immer wieder auftreten.

Symptome

- Sehr starke Kopfschmerzen, manchmal verbunden mit Übelkeit und Erbrechen, sowie Licht- und Geräuschempfindlichkeit.

Lassen Sie von einem Arzt abklären, ob das Kind wirklich an Migräne leidet.

Allgemeine Behandlungstips

- Viel Ruhe, das Kind in einem ruhigen, abgedunkelten Zimmer schlafen oder ruhen lassen.

- Es sollte wenig Süßes essen.
- Sorgen Sie für Regelmäßigkeit im Tagesablauf.
- Ihr Kind sollte sich viel an der frischen Luft bewegen und wenig fernsehen.
- Ansonsten gelten die gleichen Behandlungsvorschläge wie bei Kopfschmerzen.

STÖRUNGEN IM VERDAUUNGSSYSTEM

Zum Verdauungssystem gehören die Mundhöhle, die Zähne, die Speiseröhre, der Magen, Dünndarm und Dickdarm sowie Leber, Galle, Gallenblase und die Bauchspeicheldrüse. Das Zusammenwirken all dieser Organe und Systeme sorgt für eine gute Verdauung der aufgenommenen Nahrung.

Im Mund wird die Nahrung von den Zähnen zerkleinert. Durch die im Speichel enthaltenen Enzyme beginnt hier bereits der Verdauungungsprozeß. Im Magen wird die Nahrung durch die Magensäfte und Enzyme weiter aufgespalten und kräftig durchgemischt. Schadstoffe werden zum größten Teil durch die Magensäure beseitigt. Nach 4 bis 10 Stunden gelangt der Nahrungsbrei in den Dünndarm und die Verdauungssäfte der Leber, der Galle und der Bauchspeicheldrüse kommen dazu. Im Dünndarm werden nun die für den Körper brauchbaren Substanzen wie Vitamine und Mineralien ins Blut aufgenommen. Die unverdaulichen Reste werden über den Dickdarm ausgeschieden. Dort wird dem Nahrungsbrei auch das Wasser zum großen Teil entzogen und in den Körper zurückgeleitet.

Sobald in diesem komplexen System ein an der Verdauung beteiligtes Element nicht optimal funktioniert, kann es schon zu Verdauungsstörungen kommen.

Gerade bei Kindern sind die Organe des Darmtraktes noch sehr empfindlich, da sie noch nicht voll entwickelt sind. Sie nehmen daher leicht Schaden durch die für Kinder ungeeignete denaturierte Nahrung (zum Beispiel konservierte, tiefgekühlte, mikrowellenerhitzte, chemisch- oder gentechnisch behandelte Nahrung). Eine gesunde, kindgerechte Ernährung ist also ausgesprochen wichtig.

In der Chinesischen Medizin geht man davon aus, daß die Verdauung die Trennung von Reinem und Unreinem ist. Funktioniert diese Trennung nicht ausreichend oder sind die Nahrungsmittel ungeeignet, so kann dies zu erhöhter Schleimbildung führen. Dieser Schleim sammelt sich in den oberen Luftwegen und führt zu Husten, Schnupfen und sogar zu Asthma.

In unserer Praxis hat sich gezeigt, daß oft durch die Sanierung des Darmes und eine entsprechende Therapie des gesamten Verdauungssystems die angesprochenen Erkrankungen gelindert oder sogar geheilt werden können.

Im Lymphgewebe des Darmes findet ein wichtiger Teil der Abwehr gegen Krankheitserreger statt. Verdauungsstörungen können dadurch auch zu einer Abwehrschwäche führen und Infektionen aller Art begünstigen.

Doch die inneren Organe der Kinder können noch sehr schnell wieder genesen. Mit etwa 7 Jahren ist das Verdauungssystem der Kinder vollständig entwickelt und damit umfassend funktionsfähig. Dadurch nimmt in diesem Alter auch die Krankheitsneigung der Kinder deutlich ab.

In der Chinesischen Medizin ist auch die Beurteilung des Stuhls äußerst wichtig. Ist der Stuhl des Kindes unauffällig, also wohlgeformt, ohne Schleimauflagerungen und von bräunlicher Farbe, so ist das Kind gesund und richtig ernährt.

Die Frequenz der Stuhlentleerungen ist individuell sehr unterschiedlich. Bei gestillten Säuglingen sind Stuhlentleerungen mehrmals täglich völlig normal. Bei Kleinkindern ist eine Stuhlgangfrequenz von mehrmals täglich bis zu zweimal pro Woche akzeptabel. Von Verstopfung spricht man erst, wenn der Stuhl zu hart ist und das Kind Schwierigkeiten oder Schmerzen beim Stuhlgang hat. Bei Durchfall ist der Stuhl zu weich und ungeformt.

Durchfall

Oft versucht der Körper mit Hilfe des Durchfalls Giftstoffe über den Darm auszuscheiden oder Ernährungsfehler zu kompensieren. Außerdem kann es zu Durchfall kommen durch:

• Verdorbene Nahrungsmittel (zum Beispiel saure Milch)
• Lokale Unterkühlung (Eisessen)
• Allergische Reaktionen auf Nahrungsmittel
• Virusinfekte, bakterielle Infekte (zum Beispiel Salmonellen-Sommerdurchfall)

- Unsaubere oder schadstoffbelastete Nahrung oder einfach zu reichhaltige Nahrung

Auch psychische Faktoren, wie Streß, Überforderung, große Aufregungen oder Erschöpfung, können den kindlichen Organismus so aus dem Gleichgewicht bringen, daß das Kind Durchfall bekommt. Sogar beim Zahnen oder nach Impfungen reagieren Kinder oft mit Durchfall.

Wenn Ihr Kind unter Durchfall leidet, sollten Sie bei der Ernährung die folgenden Hinweise beachten: Geben Sie dem Kind keine Milch oder Milchprodukte, keinen Zucker, kein Fett und keine Haferflocken. Lassen Sie es fasten, oder geben Sie ihm Reisschleim, Karottensuppe und geriebenen Apfel. Dazu reiben Sie einen Apfel möglichst auf einer Glasreibe und lassen ihn dann einige Minuten stehen und braun werden. Die dadurch frei werdenden Pektine des Apfels binden im Darm Giftstoffe. Ganz wichtig ist es, daß die Kinder viel trinken. Es ist ratsam, die Diät 1–2 Tage nach Ende des Durchfalls noch weiterzuführen. Nehmen die Kinder zu früh wieder die gewohnte Nahrung zu sich, gibt es häufig Rückfälle. Nach diesen 1–2 Tagen sollte das Kind zunächst nur ganz leichte, gut verdauliche Nahrungsmittel zu sich nehmen (getoastetes Brot, Reis, Karotten).

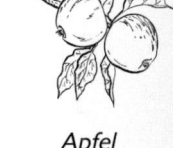

Apfel

Symptome

- Von Durchfall spricht man bei großen Mengen ungeformten Stuhls, die mehrmals täglich austreten und oft stinken. Der Durchfall ist dünnflüssig bis wäßrig und schleimig.
- Anfangs bilden sich oft Gase im Bauch, die als Blähungen abgehen oder zu Bauchschmerzen führen, wenn sie nicht abgehen.

- Es treten Unwohlsein, Unruhe, manchmal auch Bauchschmerzen und Appetitlosigkeit auf.
- Die Bauchdecke des Kindes ist gespannt, hart und berührungsempfindlich.
- Der Po kann wund werden.
- Es kommt möglicherweise zu Koliken mit Schweißausbrüchen.
- Kleinere Kinder werden durch den großen Flüssigkeitsverlust von Durchfällen sehr schnell schwach.

Gehen Sie sofort mit Ihrem Kind zum Arzt, wenn starker Durchfall bei Säuglingen länger als sechs Stunden anhält oder mit Fieber und/oder Erbrechen verbunden ist.

Auch wenn das Kind plötzlich schwerkrank aussieht, eventuell spritzenden Stuhlgang hat oder Stuhl mit Blutbeimengungen oder Fieber über 40,0 °C, ist der Arzt zu Rate zu ziehen. Das gilt auch für Durchfall, der trotz Diät und sonstiger Maßnahmen länger als zwei bis drei Tage unverändert anhält. Es ist wichtig, daß die Ursachen geklärt und nach Möglichkeit vermieden werden.

Phytotherapie
- Geben Sie dreimal täglich 40 Tropfen Tinctura Tormentillae in den Tee. Die Blutwurz (Tormentilla) enthält einen Farbstoff, der das Bakterienwachstum hemmt und so den Durchfall stoppt.
- Lassen Sie Ihr Kind mehrmals täglich 1–2 Teelöffel getrocknete Heidelbeeren kauen.
- Das Kind sollte zwei- bis dreimal täglich 1 Teelöffel Heilerde ultra mit Flüssigkeit einnehmen.

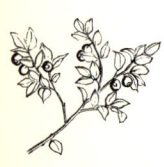

Heidelbeere
(Myrtillus)

- Bereiten Sie einen Brombeerblättertee zu, indem Sie 1 Eßlöffel Blätter mit $^1/_4$ Liter kochendem Wasser übergießen, den Sud 5 Minuten ziehen lassen und ihn dann abseihen. Das Kind sollte den Tee warm trinken.

Homöopathie
- Bis zur Besserung der Beschwerden verabreichen Sie Ihrem Kind stündlich 5 Globuli Aloe D 12, die es auf der Zunge zergehen läßt.
- Wenn Aloe nicht hilft, geben Sie dem Kind stündlich 5 Globuli Arsenicum album D 12, die es ebenfalls auf der Zunge zergehen lassen sollte.

Fertigpräparate
- Um den Verlust an Flüssigkeit und Mineralien wieder auszugleichen, geben Sie dem Kind innerhalb von 24 Stunden 3–5 Beutel Oralpädon, in Wasser oder Tee. Dies ist gerade bei Kleinkindern und Säuglingen sehr wichtig.
- Auch ein- bis zweimal täglich 2 Teelöffel Heilerde ultra, in etwas Flüssigkeit gegeben, haben sich bewährt.
- Lassen Sie das Kind mehrmals stündlich 1–2 Teelöffel Bolus alba comp. N Pulver auf ein Glas warmes Wasser schluckweise trinken.

Weitere Behandlungsmöglichkeiten
- Hilfreich ist auch eine sanfte Colonmassage mit kleinen Kreisen in der entgegengesetzten Richtung (siehe S. 204).

Verstopfung

Bei Kindern, deren Eltern selbst unter Verstopfung leiden, kann gerade die permanente Sorge um den Stuhlgang Verstopfung hervorrufen. Ein lebhaftes Interesse an der Umwelt, spannende Erlebnisse und kleine Aufregungen wirken dagegen eher verdauungsfördernd.

Generell werden Verstopfungen überbewertet, gerade bei einer familiären Vorbelastung, und sie sind meist nicht bedrohlich für die Kinder.

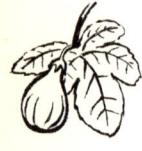

Feige

Verstopfungen werden durch eine falsche Ernährung mit Schokolade, Zucker, gekochter Milch und Weißmehlprodukten sowie durch zu wenig Ballaststoffe, Gemüse, Obst, Salate oder zu wenig Flüssigkeit verursacht. Auch funktionelle Störungen der anderen Verdauungsdrüsen, wie Leber, Galle, Bauchspeicheldrüse, können zu einer Verstopfung führen.

In diesem Fall sollte die Ernährung Ihres Kindes folgendermaßen aussehen: Geben Sie ihm vor allem Feigen, Birnen und Pflaumen. Sie wirken als Füllmittel, weil sie Flüssigkeit ansaugen und damit die Stuhlmenge vermehren. Indem Sie Leinsamen und Weizenkleie als Quellmittel in Naturjoghurt geben, können Sie die Darmflora des Kindes regulieren. Das Kind sollte viel trinken. Besonders geeignet sind Tees, vor allem Hibiskustee, der eine leicht abführende Wirkung hat, und Wasser. Oft reicht es schon aus, den Stuhl in Gang zu bringen, wenn Ihr Kind morgens nüchtern ein Glas warmes Wasser trinkt. Es ist wichtig, daß das Kind langsam ißt und gut kaut. Auch viel Bewegung an der frischen Luft hat eine positive Wirkung auf die Verdauung.

Symptome
- Der Stuhlgang ist hart, macht Beschwerden und ist seltener als einmal innerhalb von 4–5 Tagen.

Gehen Sie bei folgenden Symptomen mit Ihren Kind zum Arzt :
- Kolikartige Bauchschmerzen
- Aufgetriebener Bauch oder harte Bauchdecke
- Schwacher Puls
- Schocksymptome wie kalter Schweiß, Unruhe und fahle Blässe

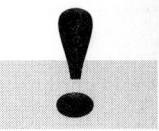

Auch bei Verdacht auf Darmverschluß (Ileus) und massivem Erbrechen sollten Sie umgehend den Arzt aufsuchen.

Fertigarzneimittel
- Geben Sie dem Kind morgens 1 Teelöffel Milchzucker auf ein Glas Wasser.
- Nach dem Essen sollte das Kind pro Tag $1/2$ Päckchen Eugalan Töpfer forte in Wasser gelöst trinken.

Weitere Behandlungsmöglichkeiten
- Hilfreich ist eine Colonmassage mit Johanniskraut- oder Melissenöl, massieren Sie in kleinen Kreisen im Uhrzeigersinn (siehe S. 204).
- Machen Sie ein Klistier oder einen Einlauf, um die akute Verstopfung zu beheben (siehe S. 205).

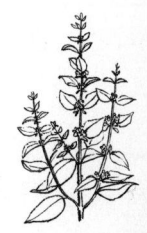

Melisse
(Melissa officinalis)

Bauchschmerzen

Bauchweh kann bei Kindern mit allen anderen
Krankheiten einhergehen. Man muß also gut dif-
ferenzieren, um richtige Erkrankungen vom einfa-
chen Bauchweh zu unterscheiden.

Oft sind zum Beispiel bei einer Mandelentzündung
die Lymphknoten im Bauchraum mit beteiligt und
verursachen Schmerzen.

Bauchschmerzen ohne andere Erkrankungen können auf seelische Spannungen wie Überforderung
oder Überanstrengung hinweisen. Auch große Aufregungen, übergroßer Ehrgeiz der Eltern oder der
Kinder selbst führen manchmal zu Bauchweh.

Gehen Sie mit Ihrem Kind zum Arzt, wenn die
Ursachen der Bauchschmerzen unklar sind.

Behandlung von Bauchschmerzen allgemein

Wir haben für Sie die wichtigsten Therapiemöglich-
keiten bei Bauchschmerzen zusammengestellt.

Phytotherapie

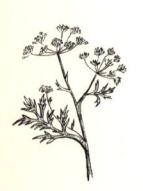

Anis
(Pimpinella anisum)

• Bereiten Sie einen beruhigenden Bauchtee zu.
Mischen Sie je 20 g Anis, Fenchel und Kümmel.
Übergießen Sie 1 Eßlöffel dieser Mischung mit
$1/4$ Liter kochendem Wasser. Lassen Sie den Aufguß 8 Minuten ziehen. Dann abseihen und bei Bedarf mit Honig oder Rübensirup süßen. Das Kind
sollte den Tee warm trinken. Es empfiehlt sich,
die Zutaten vorher mit einem Mörser zu zer-
mahlen, damit die ätherischen Öle frei werden.

- Hilfreich ist auch der klassische Kamillentee: Nehmen Sie 1 Teelöffel Kamillenblüten für 1 Tasse kochendes Wasser. Lassen Sie ihn 5 Minuten ziehen, dann abseihen. Geben Sie dem Kind mehrmals täglich 1 Tasse warmen Tee zu trinken, und süßen Sie ihn bei Bedarf mit Honig.

Homöopathie
- Geben Sie dem Kind stündlich 5 Globuli Nux vomica D 12 oder Chamomilla D 12, die es auf der Zunge zergehen läßt (siehe Dosierung 1 auf Seite 227).

Fertigpräparate
- Verabreichen Sie Ihrem Kind, bis die Schmerzen nachlassen, bis zu 10 Globuli Belladonna/Chamomilla Glob. stündlich. Das Kind sollte die Globuli auf der Zunge zergehen lassen.

Weitere Behandlungsmöglichkeiten
- Handauflegen wirkt bei Bauchschmerzen oft Wunder.
- Reiben Sie die Gegend um den Bauchnabel sanft mit leicht angewärmtem Johanniskrautöl ein.
- Legen Sie dem Kind eine Wärmflasche auf den Bauch.
- Machen Sie einen heißen Bauchwickel mit Kamille (siehe S. 215).
- Reiben Sie den Bauch sanft mit Melissenöl oder Chamomilla e flor. 10 % Oleum ein oder bereiten Sie mit dem Öl ein Ölbad. Dazu geben Sie einige Tropfen Chamomilla e flor. 10 % Oleum ins warme Badewasser.
- Allgemein empfiehlt sich leichte Kost.

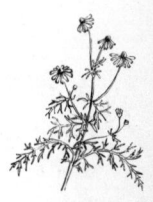

Kamille
(Chamomilla)

<u>Bauchweh bei grippalen Infekten</u>

Am Anfang einer Infektion kommt es oft zu Frösteln, Kopf- und Gliederschmerzen, Appetitlosigkeit, schlechtem Allgemeinbefinden und Bauchschmerzen. Diese Allgemeinsymptome verschwinden meist mit dem Fieberanstieg. Weitere Behandlungshinweise entnehmen Sie bitte dem Kapitel »Grippaler Infekt/katarrhalischer Infekt«.

<u>Bauchweh bei einer Blinddarmentzündung</u>

Hier äußert sich das Bauchweh als Dauerschmerzen, die über Stunden langsam zunehmen. Sie machen sich auf der rechten, manchmal aber auch auf der linken Unterbauchseite bemerkbar.

Symptome
- Manchmal bestehen Übelkeit und Erbrechen.
- Der Bauch des Kindes ist berührungsempfindlich und reagiert auf Druck mit Schmerzen.
- Oft besteht eine Spannung im rechten Unterbauch.
- Die Kinder haben eine große Abneigung gegen Wärme.
- Die Schmerzen verschlimmern sich beim Gehen oder Hüpfen.
- Zwischen axillarer und rektaler Temperaturmessung besteht ein Unterschied von mehr als 0,5 °C.

Besteht ein Verdacht auf eine Blinddarmentzündung, müssen Sie Ihr Kind sofort zum Arzt bringen.

Nabelkoliken

Nabelkoliken sind sehr starke, plötzlich auftretende Bauchschmerzen im Bereich des Bauchnabels. Sie sind oft psychisch bedingt, das heißt, sie kommen bei sensiblen Kindern vor, die sich leicht selbst überfordern.

Symptome
- Möglicherweise Erbrechen
- Fieber
- Blässe
- Kopfschmerzen
- Müdigkeit
- Schwitzen an Händen und Füßen
- Die Kinder wollen freiwillig ins Bett.

Sofortmaßnahme
- Viel Zuwendung und viel Ruhe.

Weitere Behandlungshinweise finden Sie im Abschnitt »Blähungen bei Kindern allgemein«.

Bauchweh durch Würmer

Diese Bauchschmerzen sind mit Juckreiz am After verbunden. Die Würmer, in den meisten Fällen kleine weiße Madenwürmer, sind auf dem Stuhl sichtbar aufgelagert oder über den Stuhl nachweisbar.

Lassen Sie Ihr Kind vom Arzt oder Heilpraktiker behandeln.

Bauchweh bei Harnwegsinfekten

Diese Art Bauchweh tritt oft in Verbindung mit Rückenschmerzen, eventuell Fieber und Brennen beim Wasserlassen auf.

Weitere Behandlungsanweisungen finden Sie im Kapitel »Harnwegsinfekt« und im Abschnitt »Behandlung von Bauchschmerzen allgemein«.

Bauchweh bei Blähungen

Gerade in den ersten 3 Lebensmonaten haben Babys oft kolikartige Bauchschmerzen aufgrund von Blähungen. Sie schreien dann nach dem Füttern.

Weitere Informationen finden Sie unter dem Abschnitt »Dreimonatskolik«.

Bauchweh bei Magen-Darm-Infekten

Bauchschmerzen mit Koliken, Erbrechen, Durchfall und vielleicht Fieber lassen an einen Magen-Darm-Infekt denken.

Die Behandlungshinweise entnehmen Sie bitte dem Abschnitt über »Durchfall«.

Bauchweh bei Leistenbruch

Hier handelt es sich um Bauchschmerzen mit tastbaren Knoten in der Leistengegend, meist auf der rechten Seite.

Suchen Sie bei dieser Art Bauchschmerzen mit Ihrem Kind einen Arzt auf.

Bauchweh bei Magen–Darm-Geschwür
(Ulcus ventriculi oder duodeni)

In diesem Fall kommt es zu krampfartigen Bauchschmerzen, die über Monate hinweg immer wieder auftreten. Als Ursachen werden Streß oder starke seelische Belastungen genannt. Oft liegt die Krankheitsneigung zu diesen Magen- oder Darmgeschwüren auch in der Familie, das heißt, daß ein Elternteil schon daran leidet.

Symptome
- Schlechte Laune
- Nahrungsverweigerung
- Allgemeines Krankheitsgefühl
- Erbrechen
- Eventuell Blutauflagerungen auf dem Stuhl

Sollten diese Symptome bei Ihrem Kind auftreten, gehen Sie mit ihm zum Arzt.

Blähungen

Blähungen entstehen durch einen Mangel an Verdauungssäften. Die Nahrung wird also nicht zur Weiterverwertung aufgespalten und bleibt länger als nötig im Darm liegen. Es entstehen Gärungs- oder Fäulnisgase. Diese Gase gehen im günstigsten Fall ab, ansonsten bleiben sie in den Därmen und verursachen Schmerzen und einen aufgetriebenen Bauch.

Dreimonatskolik

Diese Koliken sind Blähungen und Bauchschmerzen in den ersten 3 Lebensmonaten des Babys.
Die Babys fangen plötzlich an zu schreien, lassen sich weder durch Füttern noch durch Trösten wieder beruhigen. Sie hören genauso unvermittelt wieder auf zu schreien, wie sie begonnen haben. Diese Schreizeiten sind oft in den frühen Abendstunden, immer etwa um die gleiche Zeit, oder nach dem Trinken. Die Babys strampeln dabei oft mit den Beinen.
Diese Blähungen sind auf das noch unreife Magen-Darm-System der Kleinen zurückzuführen, das sich erst an die Nahrungsaufnahme und -verwertung gewöhnen muß.

Sofortmaßnahme
• Tragen Sie das Baby bäuchlings auf dem Unterarm liegend oder im Tragetuch.
Weitere Behandlungshinweise finden Sie im folgenden Abschnitt.

Blähungen bei Kindern allgemein

Nach dem Genuß von blähenden Nahrungsmitteln oder bei Kindern, die dazu veranlagt sind, kann es auch in späteren Lebensjahren noch zu Blähungen kommen. Die Gase können entweder entweichen oder sie treiben den Bauch auf.

Fertigpräparate

- Bis die Beschwerden nachlassen, verabreichen Sie dem betroffenen Kind bis zu 10 Globuli Belladonna/Chamomilla Glob. stündlich.
- Diese Präparate gibt es auch in Zäpfchenform. Führen Sie dem Kind 1–2 Zäpfchen täglich ein.

Weitere Behandlungsmöglichkeiten

- Machen Sie eine Colonmassage mit Tamany-Wind-Salbe (siehe S. 204).
- Legen Sie einen warmen Bauchwickel mit Kamille auf (siehe Seite 215 f.).
- Reiben Sie Ihr Kind vor jeder Mahlzeit zwischen Brustbein und Bauchnabel mit ätherischem Kümmelöl ein (1–2 Tropfen mit Olivenöl vermischt).
- Bereiten Sie einen Fenchelsamentee zu: $\frac{1}{2}$ Teelöffel zerdrückte Samen mit $\frac{1}{4}$ Liter kochendem Wasser übergießen, 10 Minuten ziehen lassen, abseihen.
  Die Kinder sollten vor jeder Mahlzeit $\frac{1}{4}$ Tasse trinken oder ins Fläschchen bekommen. Sie können den Tee eventuell auch mit etwas Honig süßen.
- Wohltuend wirkt auch Kümmelsamentee, den Sie wie folgt zubereiten: $\frac{1}{4}$–$\frac{1}{2}$ Teelöffel Samen mit $\frac{1}{2}$ Liter kochendem Wasser übergießen, 10 Minuten ziehen lassen, abseihen. Geben Sie 1 Eßlöffel in die Flasche, oder lassen Sie die Kinder den Tee vor der Mahlzeit trinken. Kleinkinder können 1–2 Tassen täglich zu sich nehmen.

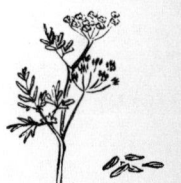

Kümmel
(Carum carvi)

APPETITLOSIGKEIT

Von Appetitlosigkeit spricht man, wenn Kinder über einen längeren Zeitraum wenig bis gar nichts essen.

Kurze Phasen der Appetitlosigkeit sind oft der Anfang einer Kinderkrankheit, einer grippalen Infektion oder eines Magen-Darm-Infektes. Diese Reaktion ist sehr sinnvoll, da der Körper so seine Kräfte für die Abwehr der eigentlichen Erkrankung mobilisiert und die Energie nicht mehr für die Umwandlung der Nahrung bereitstellt.

Problematisch wird die Appetitlosigkeit erst, wenn die Kinder keine Krankheit ausbrüten, über längere Zeit sehr wenig Appetit haben und langsam abmagern. Oft spielen psychische Komponenten eine große Rolle.

Kinder mit wenig Appetit haben oft auch wenig »Appetit« auf das Leben.

Um den Appetit zu fördern, ist daher alles hilfreich, was Lust aufs Leben macht. Zum Beispiel: Ausflüge, kleine Abenteuer, Naturerlebnisse und Spiele im Freien, möglichst mit anderen Kindern. Nicht zu empfehlen sind dagegen Video- und Computerspiele, Fernsehen und Stubenhockerei.

Symptome
- Die Kinder essen ganz wenig und stochern nur in ihrem Essen herum, sogar das Lieblingsessen wird verweigert.
- Sie fühlen sich schwach, unwohl und sind reizbar.
- Manchmal haben sie Bauchschmerzen.

Lassen Sie organische Ursachen oder Wurmbefall vom Arzt ausschließen.

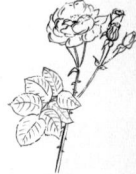

Fertigpräparate
- Das Kind sollte ein- bis dreimal täglich 1 Eßlöffel Ebereschenelixier in Wasser, Sprudel oder auch unverdünnt einnehmen.
- Rosenelixier können Sie dem Kind ebenfalls ein- bis dreimal täglich je 1 Eßlöffel unverdünnt oder in Wasser oder Sprudel verabreichen.
- Auch 5–8 Tropfen Amara Tropfen, 15 Minuten vor dem Essen eingenommen, sind hilfreich.

Weitere Behandlungsmöglichkeiten

Rose

- Bieten Sie Ihrem Kind mehrmals täglich kleine Mahlzeiten an, und reduzieren Sie Süßigkeiten so weit wie möglich. Als Ersatz für Süßes können Sie Rübensirup oder Melasse aus dem Reformhaus einsetzen.
- Sorgen Sie für viel Bewegung an frischer Luft.

ZAHNUNGSBESCHWERDEN

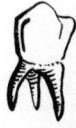

Oft kommt es zu Beschwerden, wenn bei Säuglingen die ersten Zähne in den Kiefer dringen. Das ist etwa in der Zeit ab dem 6. bis 7. Lebensmonat der Fall.

Wenn man den Ober- oder Unterkiefer anfaßt, fühlt man leichte Verhärtungen, die von den einschießenden Zähnen verursacht werden. Die Schleimhaut der Kieferleiste ist weiß-gelblich.

Erst später, wenn die Zähne durchbrechen, wird sie rot und geschwollen. Dann sind aber die allgemeinen Beschwerden oft schon vorbei. Die Zahnung ist ein Prozeß, der den ganzen Körper betrifft, so kann es auch zu Allgemeinreaktionen kommen.

Symptome
- Mund, Wangen und Ohren schmerzen.
- Die Wangen sind oft einseitig gerötet.
- Es kommt zu einem vermehrten Speichelfluß.
- Schnupfen, Husten, Bauchschmerzen, Durchfall und ein wunder Po können auftreten.
- Allgemeine Unruhe
- Eventuell Fieber bis etwa 40 °C

Sofortmaßnahmen
- Am wichtigsten ist jetzt Ruhe.
- Hängen Sie dem Kind eine Bernsteinkette um, und lassen Sie es, wenn es will, darauf kauen. Dies lindert die Zahnungsbeschwerden.

Phytotherapie
- Geben Sie dem Kind Eibisch- oder Kalmuswurzel zum Kauen.
Achten Sie darauf, daß die Kinder die Wurzel nicht schlucken.

Homöopathie
- Verabreichen Sie dem Kind alle 30 Minuten 5 Globuli Belladonna/Chamomilla Glob.

BETTNÄSSEN (ENURESIS)

Der Begriff Bettnässen wird verwendet, wenn die Kinder nach dem 4. Lebensjahr immer noch regelmäßig in die Hose oder ins Bett machen oder wenn sie schon trocken waren und plötzlich wieder öfter einnässen.

Meist urinieren die Kinder im Schlaf, völlig unbewußt und ohne dabei aufzuwachen. Sie haben also keinen direkten Einfluß darauf.

Wichtig! Kinder nässen nicht mit böser Absicht ein. Bettnässen ist oft der unbewußte Versuch des Kindes, einen Konflikt zu lösen.

Oft sind seelische Konflikte die Ursache. Weitere Gründe können sein:

- Eifersucht
- Wenn ein Geschwisterkind geboren wird oder laufen gelernt hat und dadurch plötzlich vermehrt die Aufmerksamkeit und die Anerkennung der Eltern bekommt.
- Streß wie Kindergarteneintritt oder Wohnungswechsel
- Seelische Traumen und Schocks
- Streit oder schwerwiegende Beziehungsprobleme der Eltern
- Konflikte mit anderen Kindern
- Der unverarbeitete Verlust einer wichtigen Bezugsperson
- Es kann sich auch um die Folge einer Krankheit handeln.

Schimpfen und Strafen reduzieren das ohnehin schon angekratzte Selbstbewußtsein der Kinder und fördern damit eher das Einnässen.

Die Zeit des Trockenwerdens ist individuell sehr unterschiedlich, manche Kinder sind in dieser Beziehung einfach Spätentwickler. Jedes Kind wird zu seiner Zeit und ohne Drängen von außen von selbst trocken.

Erziehen Sie Ihre Kinder nicht zur Sauberkeit, lassen Sie ihnen die Zeit, die sie brauchen, Kinder haben ihren eigenen Rhythmus. Jedes Kind signalisiert von selbst, wann es bereit und fähig ist, seinen Harn und Stuhl zu kontrollieren.

Vermeiden Sie Machtspiele. Diese können sich leicht entwickeln, wenn Sie unbedingt wollen, daß das Kind nochmals aufs Klo geht, bevor Sie das Haus verlassen, oder wenn Sie meinen, daß jetzt Zeit dazu ist. Wenn Sie dem Kind die Verantwortung selbst übergeben, sagt es Ihnen schon, wann es zur Toilette muß. Dazu gehört auch, daß Sie unter Umständen die Autofahrt unterbrechen oder ein Klo suchen müssen. Das ist aber viel angenehmer, als das Problem des Einnässens bewältigen zu müssen.

Bettnässen symbolisiert die ungeweinten Tränen des Kindes. Das Kind macht damit deutlich, daß es noch einmal ganz klein sein will und zurück ins »Kinderparadies« möchte.

Bettnässen kann, wenn es längere Zeit bestehen bleibt, zu einer großen Belastung für Eltern und Kind werden und damit zu einer Verstärkung des Problems führen.

Sofortmaßnahmen

- Alles, was das Selbstbewußtsein des Kindes stärkt, hilft bei der Überwindung des Problems.
- Vorrangig ist ein verständnisvoller, liebevoller Umgang mit dem Kind und mit dem Problem. Manchmal reicht es, wenn Sie dem Bedürfnis des Kindes folgen und es einige Tage wieder Kleinkind spielen darf. Einige Gewohnheiten der früheren Kindheit werden kurzfristig wieder aufgenommen, damit wird dem Kind das benötigte Gefühl von Geborgenheit und Verständnis geschenkt.
- Das Wichtigste ist, das Kind in seinen Bedürfnissen ernst zu nehmen.
- Anhaltendes Bettnässen kann gut mit der klassischen Homöopathie geheilt werden.

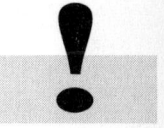

Gehen Sie mit Ihrem Kind zum Arzt, wenn das wiederauftretende Einnässen einige Wochen anhält, ohne sich zu verbessern. Chronische Erkrankungen, Blasenentzündungen oder Fehlbildungen im Blasen-Nieren-Bereich müssen vom Arzt ausgeschlossen werden.

Phytotherapie

- Bereiten Sie einen Guten-Morgen-Tee nach dem folgenden Rezept zu, und lassen Sie das Kind über längere Zeit morgens 1 Tasse davon trinken. Mischen Sie 20 g Johanniskraut, 10 g Melissenblätter und 5 g Pomeranzenblüten. Übergießen Sie 1 Teelöffel der Mischung mit einer Tasse kochendem Wasser. Der Aufguß sollte 10 Minuten ziehen und dann abgeseiht werden.

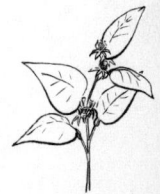

*Pomeranzen-
blüten*
(Aurantium)

Bachblüten

- Als hilfreiche Bachblüten kommen hier Larch, Chestnut, Honeysuckle und Star of Bethlehem in Frage. Geben Sie die Bachblüten einzeln oder als Mischung. Nehmen Sie pro Blüte 2–3 Tropfen auf ungefähr 50 ml Wasser. Von dieser Mischung geben Sie Ihrem Kind abends 5 Tropfen direkt auf die Zunge.

Weitere Behandlungsmöglichkeiten

- Sie können den unteren Rücken des Kindes morgens und abends kurz kühl und feucht abwaschen, wenn das Kind es toleriert. Dadurch wird die Muskulatur im Beckenbereich aktiviert, die für die Blasenaktivitäten zuständig ist.
- Danach können Sie die Oberschenkelinnenseiten mit Johanniskrautöl sanft einreiben und massieren, um damit reflektorisch die Sensibilität der Blasenschließmuskulatur zu erhöhen.
- Bei manchen Kindern hilft es auch, sie eine Zeitlang nachts nochmals aufs Klo zu setzen, wach oder noch schlafend.
- Nach 17 Uhr sollten die Kinder nur noch wenig trinken.
- Vor dem Schlafengehen ist natürlich der Gang zur Toilette ganz wichtig.
- Zur Unterstützung ist eine Geschichte, die das Thema versteckt löst, sehr gut geeignet.
- Auch »Abendgespräche« helfen sehr gut, um die vielleicht aufregenden Ereignisse des Tages zu verarbeiten und »ruhigen Gewissens« einschlafen zu können.
- Achten Sie darauf, daß das Kind warme Füße hat.

- Ist das Problem mit diesen Mitteln nicht innerhalb von einigen Wochen zu lösen, empfiehlt es sich, psychotherapeutische Hilfe in Anspruch zu nehmen oder auf die klassische Homöopathie zurückzugreifen.

EINE HILFREICHE GESCHICHTE

Die Geschichte vom Biber

Als ich ein kleiner Junge war, hat mich mein Vater oft mit in den Wald genommen und mir die Stellen gezeigt, an denen die Biber die Bäume angeknabbert hatten. Weißt du eigentlich, wie Biber aussehen? Biber sind ganz nette kleine Tiere, ungefähr so groß wie Katzen, aber sie sind ganz braun und haben keinen runden Schwanz wie die Katzen, sondern einen breiten und langen, mit dem sie ganz viel anfangen können. Einmal habe ich einen Biber im Wasser gesehen, er konnte mit dem Schwanz schwimmen und lenken, wohin er wollte. Wenn er nach links wollte, lenkte er mit seinem Schwanz ganz genau nach links, und wenn er nach rechts wollte, auch dahin. Ein anderes Mal habe ich ihn draußen gesehen, da wo es ganz trocken war – und er hat sich einfach mit seinem Schwanz auf dem trockenen Boden abgestützt.

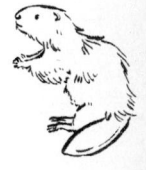

Weißt du, daß Biber am liebsten am Wasser wohnen? Sie mögen Wasser sehr gern, weil sie im Wasser spielen können. Sie können sogar das Wasser

anhalten und bauen dazu Dämme, mit denen sie
das Wasser zurückhalten, so daß es sich staut. Es
ist toll, einem Biber bei der Arbeit zuzusehen.
Wenn er das Wasser stauen will, knabbert er
einen Baum an, bis er umfällt, und dann noch einen
und noch einen, und zwar so, daß sie quer in einen
Bach fallen und ihn verstopfen. Dann achten sie
ganz genau darauf, wo noch ein bißchen Wasser
durchkommt, und geben sich richtig Mühe, alle
Löcher zuzustopfen, so daß ein richtiger Damm
entsteht. Ja, ein Biber kennt sich mit Wasser sehr
gut aus.

Er ist sehr geduldig, und wenn er alle Löcher zuge-
stopft hat, dann wartet er ganz ruhig und gemüt-
lich bei seinem Damm ab und paßt auf, ob das
Wasser wieder irgendwann durchkommen will.
Später stellt er sich wieder hin und macht absicht-
lich ein kleines Loch in den Damm, damit das Wasser ganz genau so fließen muß, wie er es will. Ich
glaube fast, daß die kleinen Biber das von ihren
Eltern lernen oder die größeren Geschwister es
den kleineren beibringen. Es dauert manchmal
lange, bis so ein kleiner Biber richtig gut mit Wasser umgehen kann, aber sie lernen es irgendwie
alle, wenn man auch gar nicht genau weiß, wie. Sie
lernen es, glaube ich, wie im Schlaf.

So, und jetzt schlaf schön, mein Großer/meine
Große, bis morgen früh, mach es dir richtig gemüt-
lich in deinem Bett und freue dich auf den nächsten
Morgen.

HYPERAKTIVITÄT

Hyperaktivität ist ein schwer abzugrenzender Begriff, da viele Symptome der Hyperaktivität phasenweise im Leben der Kinder ganz normal sind. Von Hyperaktivität spricht man erst, wenn die Symptome gehäuft auftreten, sehr intensiv sind und länger bestehen bleiben.

Symptome

- Übertriebener Tätigkeitsdrang, der sich durch die folgenden Symptome äußert: Unruhe, Ernährungsprobleme und viel Schreien bei Säuglingen, Schlafschwierigkeiten. Ältere Kinder sind unablässig in Bewegung, sie zappeln, trommeln mit den Fingern, strampeln mit den Füßen, können keine Sekunde ruhig sitzen oder stehen – nicht einmal beim Vorlesen einer interessanten Geschichte –, sie zupfen an ihrer Kleidung, nehmen alles in die Hand, ohne sich wirklich dafür zu interessieren, oft kauen oder zupfen sie an ihren Fingernägeln, in der Schule stören sie viel.
- Störungen der Konzentration: Die Kinder sind leicht ablenkbar, sie haben keine Ausdauer, weder beim Spielen noch beim Lernen. Sie können sich nicht auf eine Tätigkeit konzentrieren, machen nichts zu Ende, weil sie gleich wieder etwas Neues anfangen. Sie können schlecht zuhören.
- Unstillbares Verlangen nach Zuwendung: Diese Kinder fordern dauernd die volle Aufmerksamkeit der jeweiligen Bezugspersonen (Eltern, Großeltern, Kindergärtnerin, Lehrer).

- Impulsivität: Die Kinder können sich nicht ihrem Alter entsprechend beherrschen, sondern reagieren immer noch so impulsiv wie Kleinkinder.
- Entwicklungsstörungen: Die intellektuelle Entwicklung der Kinder ist verzögert. Sie sind schnell frustriert, und die Kontrolle über die Feinmotorik ist vermindert. Dies kann zu Lese- und Rechtschreibproblemen führen.
- Körperlich sind sie eher ungeschickt, wodurch sich Schwierigkeiten in der Schule ergeben können.
- Das Selbstwertgefühl und das Selbstvertrauen der Kinder ist gering, sie haben wenig Motivation.

Es ist erforderlich, eine Hyperaktivität ärztlich abklären zu lassen.

Sofortmaßnahmen
- Wichtig ist es, das Syndrom zu erkennen und richtig einzuschätzen.
- Die Kinder brauchen eine vertrauensvolle, liebevolle Behandlung.
- Wenn es sich wirklich um eine Hyperaktivität handelt, ist psychotherapeutische Hilfe angebracht.

Phytotherapie
- Dieser Tee sollte über Monate hinweg vor dem Abendessen getrunken werden. Bereiten Sie den Cool Tea folgendermaßen zu: Mischen Sie je 10 g Melissenblätter, Baldrianwurzel und Lavendelblüten mit je 5 g Malven- und Orangenblüten. Übergießen Sie $^1/_2$ Teelöffel der Mischung mit

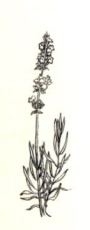

Lavendel
(Lavandula)

1 Tasse kochendem Wasser. Den Tee 10 Minuten ziehen lassen und abseihen.

Homöopathie
- Das Kind sollte 3 Monate lang dreimal täglich 5 Globuli Zincum valerianicum D 6 einnehmen und auf der Zunge zergehen lassen.

Weitere Behandlungsmöglichkeiten
- Vermeiden Sie »Reizüberflutung« durch zuviel Fernsehen, Videospiele oder Computerspiele.
- Hilfreich sind Phantasiereisen und autogenes Training.
- Achten Sie auf die Ernährung, und schließen Sie eventuelle Nahrungsmittelallergien aus, diese führen oft zu Hyperaktivität.
- Sorgen Sie dafür, daß das Kind möglichst wenig Zucker zu sich nimmt. Achten Sie auch auf Phosphat (ist in Cola- und Colamixgetränken enthalten).
- Schließen Sie einen Impfschaden aus. Lesen Sie hierzu auch das Kapitel »Impfungen«.

SCHLAFSTÖRUNGEN

Für Kinder gibt es keine Schlafstörungen. Sie haben ihren eigenen Rhythmus und nehmen es als völlig normal hin, wenn sie einschlafen oder aufwachen. Gestört fühlen sich nur die Eltern.
Ein Baby kann in den ersten 6 Monaten nur etwa 4–6 Stunden am Stück schlafen. Danach schläft es

tagsüber etwa 2–3 Stunden und nachts oft nicht länger als etwa 8 Stunden. Bis zum Alter von 4 Jahren schlafen Kinder oft nachts nicht durch. Sie wecken ihre Eltern ein- bis zweimal pro Nacht. Tagsüber ruhen sie manchmal nur noch aus, ohne richtig zu schlafen.

Ab dem 6. bis 7. Lebensjahr schlafen normalerweise alle Kinder durch. Ihr Schlafbedürfnis ist individuell. Sie brauchen zwischen 8 und 14 Stunden Schlaf pro Nacht.

Schlechter oder unruhiger Schlaf ist oft die Folge von aufregenden Tageserlebnissen, die dann nachts verarbeitet werden, von zu spannenden Gute-Nacht-Geschichten oder von sonstigen unverarbeiteten Ereignissen, die zu Ängsten oder Sorgen der Kleinen führen.

Kinder haben ein sehr feines Gespür für Unstimmigkeiten, Streitigkeiten und Konflikte in der Beziehung der Eltern, auch wenn diese vor dem Kind nicht offen gezeigt oder ausgetragen werden. Manchmal reagieren sie darauf, indem sie nachts aufwachen und nach den Eltern rufen, als ob sie sehen wollten, ob beide noch da sind.

Auch ein zu warmes Zimmer, eine zu warme Decke, große Unregelmäßigkeiten im Tagesablauf, Reisen, Ortswechsel, Besuche, Kindergeburtstage oder anderes Neues und Ungewohntes sowie ein überladener oder mit Süßigkeiten angefüllter Bauch können zu unruhigen Nächten führen.

Auch hier ist es wieder sehr wichtig, zu entscheiden, ob es sich wirklich um Schlafstörungen handelt oder ob das Kind nur nicht so schläft, wie die Eltern es für richtig halten.

Sofortmaßnahmen
- Je sicherer und geborgener sich ein Kind in seiner Familie fühlt, desto leichter kann es sich in den Schlaf fallen lassen.
- Zu dieser Sicherheit trägt auch ein konsequentes Erziehungsverhalten der Eltern bei. Sie müssen das sagen, was sie meinen, und auch tun, was sie sagen.

Phytotherapie
- Das Kind sollte eine Stunde vor dem Schlafengehen einen Gute-Nacht-Tee zu sich nehmen: Je 10 g Hopfen, Passionsblume und Hafer mit 20 g Melisse mischen, 1 knappen Teelöffel mit 1 Tasse kochendem Wasser übergießen, 5 Minuten ziehen lassen, abseihen, mit Honig oder Rübensirup süßen.

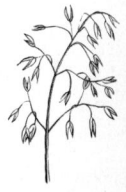

Hafer
(Avena sativa)

Bachblüten
- Setzen Sie die folgenden Blüten ein: White Chestnut, Aspen, Mimulus, wenn Kinder Angst haben, auch Star of Bethlehem. Geben Sie die Bachblüten einzeln oder als Mischung, und zwar pro Blüte 2–3 Tropfen auf 50 ml Wasser. Von dieser Mischung geben Sie Ihrem Kind abends 5 Tropfen direkt auf die Zunge.

Homöopathie
- Lösen Sie 10 Tabletten Magnesium Phosphoricum D 3 biochemisch in heißem Wasser auf. Rühren Sie mit einem Plastiklöffel um, und geben Sie dem Kind die Flüssigkeit eine Stunde vor dem Schlafengehen heiß zu trinken.

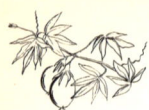

Fertigpräparate
- Führen Sie abends ein Zäpfchen Passiflora/ Avena Supp. ein.

Passionsfrucht
(Passiflora)

Vorsicht ist bei chemischen Schlafmitteln geboten. Sie beheben nicht die Ursache und erhöhen die spätere Suchtgefahr.

Weitere Behandlungsmöglichkeiten
- Die Füße und den Rücken mit Lavendula oleum aeth. 10 % einreiben oder ganz sanft massieren. Auch ein nicht zu heißes Bad mit diesem Öl hilft. Zu heiße Bäder wirken sich allerdings ungünstig auf das Einschlafen aus.
- Reiben Sie den Körper sanft mit Malvenöl (Malva comp. Oleum) ein.

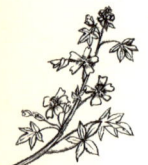

Malve
(Malva silvestris)

- Ein Kamillenkissen, ein heißer Bauchwickel mit Kamille oder ein kühler Wadenwickel leisten ebenfalls gute Dienste (siehe S. 211 f., S. 215 f.).
- Als Nachtlicht eignet sich auch eine Duftlampe mit 1–2 Tropfen ätherischem Lavendelöl, in sicherer Entfernung von dem schlafenden Kind aufgestellt.
- Allgemein schlaffördernd wirken kühle, frische Luft im Schlafzimmer und ein leichtes Abendessen.
- Auch ein sich wiederholendes »Abendritual« mit einer kleinen Rückschau auf den Tag, bei der das Kind die Möglichkeit hat, Belastendes noch zu erzählen, kann bei diesem Problem sehr hilfreich sein.
- Eventuell kann es helfen, das Bett an einen anderen Platz im Zimmer zu stellen. Es könnte auf

einer geopatischen Störzone (Wasserader, Erd-
verwerfung) stehen.

- Elektrogeräte wie Radiowecker, Stereoanlage,
Fernseher, Computer haben im Schlafbereich
des Kindes nichts zu suchen. Die elektrische Ab-
strahlung dieser Geräte kann den Schlaf der Kinder stören.

- Manchen Kindern hilft ein kleines Nachtlicht,
damit sie ohne Angst schlafen können.

- Viele Kinder erzählen, daß sie besonders gut
einschlafen können, wenn sie bei offener Tür die
abendlichen Geräusche wie Stimmen oder Ge-
schirrklappern noch hören und sich so nicht ausgeschlossen fühlen.

Eine Gute-Nacht-Geschichte

Der kleine Bär mit dem weißen Fleck

Bevor du einschläfst, erzähle ich dir eine kleine
Geschichte. Versprichst du mir, daß du erst dann
schläfst, wenn du weißt, wie die Geschichte weiter-
gehen könnte und du sie richtig zu Ende träumen
kannst?
Also, es war einmal ein kleiner Bär, der war ganz
braun mit einem kleinen weißen Fleck über dem
linken Auge. Sein linkes Auge war genauso braun
wie deine Augen – und das andere Auge auch.
Aber ob seine Augen nun offen waren oder langsam beim Einschlafen zufielen, so waren es doch
die hübschesten Bärenaugen, die man sich über-

haupt vorstellen konnte. Am meisten sahen sie, wenn sie nur noch ein ganz klein wenig geöffnet waren, denn das war der Moment, in dem der kleine Bär noch genau sehen konnte, was in seiner Umgebung los war. Gleichzeitig konnte er aber auch die inneren Bilder sehen, die man eigentlich nur sehen kann, wenn man schläft und träumt.

Vielleicht kannst du dich an das letzte Mal erinnern, als du eingeschlafen bist – wie sich so ganz allmählich der Körper ganz schwer anfühlt und du nur so daliegst und dich auf deine Träume freust –, und ganz genau so ging es dem kleinen Bären jeden Abend.

Nun kann man sich denken, daß der kleine Bär immer sehr lange Zeit brauchte, bis er endlich ganz tief und fest eingeschlafen war, einfach weil es ihm so gut gefiel, halb wach zu sein und nur halb zu schlafen. Deshalb gab er sich alle Mühe, wach zu bleiben, so schwer es ihm auch fiel.

Vielleicht kennst du das ja, wie es ist, wenn du unbedingt wach bleiben möchtest, aber die Augenlider schon so schwer sind, daß du sie kaum noch aufhalten kannst, und wie anstrengend es sein kann, die Augen aufzuhalten, und wie gut es tut, wenn die Augen endlich hinter den Lidern ausruhen können – und das kannte der kleine Bär natürlich auch.

Heute hatte er schon soviel erlebt, beinahe konnte er sich gar nicht an alles erinnern, aber die Bilder der Erinnerungen kamen wie von selbst. Als er morgens aufgewacht war, war er erst einmal in den Wald gelaufen – er hatte jetzt noch diesen merkwürdigen moosigen Geruch in der Nase und erinnerte sich, wie weich das Moos gewesen war, fast so weich und warm, wie das Bett, in dem er lag. Und später ging er spazieren und spielte mit den anderen kleinen frechen Bären. Mittags war er zu Hause bei der Mama – der kleine Bär streckte sich wohlig und gähnte. Ob er nicht wenigstens einmal eins der Augen – nur probehalber – zumachen sollte?

Durfte erst das linke Auge oder erst das rechte Auge schlafen? Keinesfalls sollten beide Augen einschlafen, aber erst einmal ein Auge ganz zumachen und das andere halb – das war schon ganz in Ordnung. Ihm fiel auf einmal auf, wie gut es tat, zu träumen, sich Geschichten auszudenken und gleichzeitig Bilder zu sehen, so wie man ins Fotoalbum oder in ein Bilderbuch schaut. Da fielen ihm ganz verschiedene Bilder aus seinem Lieblingsbuch ein und er konnte sie sich ein bißchen besser vorstellen, wenn er beide Augen zumachte. Gut so, dachte er, wie gut das tut, einfach einmal die Augen zu schließen und zu träumen – aber da war er schon ganz tief eingeschlafen. Und träumen war mindestens ebenso gut wie spielen – eher noch besser. Und da war er auch schon ganz tief eingeschlafen ...

NASENBLUTEN

Manche Kinder neigen zu plötzlichem heftigem Nasenbluten. Das Blut kommt meist aus dem vorderen Teil der Nasenschleimhaut, wo ein Blutgefäß verletzt wurde.

Gehen Sie mit Ihrem Kind zum Arzt, wenn das Nasenbluten unstillbar ist. Dann besteht der Verdacht auf eine Blutgerinnungsstörung.

Sofortmaßnahmen
- Das Kind auf einen Stuhl setzen und nach vorn beugen lassen, so daß das Blut aus der Nase tropfen kann.
- Ein feuchtes kühles Tuch in den Nacken legen.

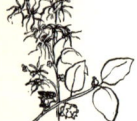

Homöopathie
- Geben Sie dem Kind viertelstündlich 3–5 Globuli Hamamelis D 12 auf die Zunge.

Hamamelis
(Zaubernuß)

Fertigpräparate
- Das Kind sollte mehrmals täglich 1–5 Globuli Tormentilla comp. Glob. auf der Zunge zergehen lassen.

GERSTENKORN (HORDEOLUM)

Ein Gerstenkorn ist eine eitrige Entzündung am Lidrand, die oft durch Bakterien (Staphylokokken) ausgelöst wird.

Symptome

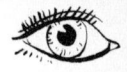

- Eine akute eitrige Entzündung wie ein kleiner Knoten an Lidrand, mit Schwellung, Rötung und Schmerzen

Sofortmaßnahmen

- Fette Speisen meiden
- Nicht an der Entzündung drücken oder reiben

Homöopathie

- Verabreichen Sie alle 3 Stunden 3–5 Globuli Hepar sulfuris D 12, bis das Gerstenkorn aufgegangen ist.

Fertigpräparate

- Empfehlenswert ist Euphrasia Tct., diese jedoch nur äußerlich anwenden.
- Das Kind sollte viermal täglich 1 Tablette Traumeel-Tabletten auf der Zunge zergehen lassen.

Weitere Behandlungsmöglichkeiten

- Kamilleaugenbäder lindern die Schmerzen und bringen das Gerstenkorn zur Reifung, bis es von selbst aufgeht.
- Wohltuend wirkt ein Augentrost-Wickel: 25 g ungesalzene Butter, 25 g Leinöl und 1 Teelöffel Eiklar zu einem Brei verrühren und mit einem sauberen Lappen auf das Gerstenkorn legen, 15 Minuten liegen lassen, mehrmals täglich anwenden.
- Das gleiche gilt auch für Retterspitz-Wickel (siehe S. 219 f.).

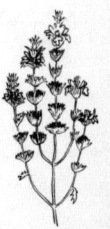

Augentrost
(Euphrasia)

FURUNKEL UND ABSZESS

Furunkel und Abszesse sind eitrige Entzündungen, verursacht durch Bakterien, die sich an den Schweißdrüsen oder an den Haarfollikeln bilden. Nach kleinen Verletzungen können sie auch in der Haut entstehen. Wichtig ist es bei Furunkeln oder Abszessen, den gesamten Stoffwechsel zu behandeln und die körpereigene Abwehrkraft zu stärken. So können sie langsam reifen und öffnen sich von selbst oder mit sanfter Unterstützung. Bei dieser Behandlung sind Antibiotika meist überflüssig.

Symptome
- Erst entsteht ein kleines Bläschen mit einem roten Hof, das sich schnell vergrößert, schmerzhaft und heiß wird, sich dann blaurot verfärbt, teigig anfühlt und größer wird.
- Eventuell entwickelt sich Fieber.
- Bei mehreren Furunkeln, die sich am ganzen Körper befinden, spricht man von einer Furunkulose.

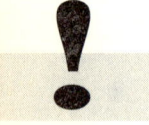 Gehen Sie mit dem kleinen Patienten zum Arzt oder Heilpraktiker, wenn ein Furunkel nicht innerhalb weniger Tage nach der Eigenbehandlung abklingt oder eine Furunkulose vorliegt.

Sofortmaßnahmen
- Verzichten Sie soweit wie möglich auf Schweinefleisch, Zucker und Weißmehlprodukte.
- Achten Sie auf regelmäßigen Stuhlgang.

Homöopathie

- Verabreichen Sie viermal täglich 5 Globuli Hepar sulfuris D 12, bis die Furunkel aufgegangen sind.
- Geben Sie dreimal täglich 5 Globuli Myristica sebifera D 12.

Fertigpräparate

- Das Kind sollte mehrmals täglich 1–5 Globuli Apis/Belladonna cum Mercurio Globuli auf der Zunge zergehen lassen.
- Geben Sie Ilon-Abszeß-Salbe auf das Furunkel.
- Machen Sie bis zu dreimal täglich einen Salbenverband mit Mercurialis-Heilsalbe.

Weitere Behandlungsmöglichkeiten:

- Empfehlenswert sind Zwiebelsäckchen und Heilerde-Wickel (siehe S. 209 f., 218 f.).
- Unterstützend wirkt auch Wärme, zum Beispiel durch ein Rotlicht.
- Lassen Sie eine Umstimmungstherapie vom Arzt oder Heilpraktiker durchführen.

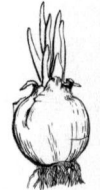

Zwiebel
(Allium cepa)

PSEUDOKRUPPHUSTEN (AKUTE KEHLKOPFENTZÜNDUNG)

Der Pseudokrupphusten ist eine akute Entzündung der Schleimhaut im Bereich des Kehlkopfes und der Stimmbänder. Durch die Entzündung schwillt die Schleimhaut an, dies führt zu Luftnot beim Einatmen und bellendem Husten. Ausgelöst wird die Erkrankung durch Viren. Begünstigend wirken Um-

welteinflüsse, zum Beispiel hohe Schadstoffbelastung der Luft, Tabakrauch und naßkaltes Wetter
(im Herbst und Winter häufen sich die Anfälle).
Die akute Kehlkopfentzündung triff häufig zwischen dem ersten halben Jahr und dem sechsten
Lebensjahr auf.
Nehmen Sie immer mit dem Arzt oder Heilpraktiker Verbindung auf. Pseudokruppanfälle lassen sich
gut mit Hilfe der klassischen Homöopathie behandeln. Das passende Mittel ist von einem erfahrenen
Behandler meist schnell gefunden.

Symptome
- Anfangs haben die Kinder leichten Husten, Heiserkeit, manchmal Stimmlosigkeit, also ähnliche
  Symptome wie bei einem banalen grippalen Infekt.
- Dann kommt es plötzlich, meist nachts nach
  dem Einschlafen zwischen 23 und 1 Uhr, zu
  einem harten, bellenden Husten mit lautem, zie-
  hendem Einatmen und manchmal ausgeprägter
  Atemnot. Begleitend treten große Unruhen und
  Angst auf, und es entwickelt sich eventuell Fieber.
- Wenn Sie den Anfall, zum Beispiel mit dem
  passenden homöopathischen Mittel, abfangen
  können, bleiben lediglich ein leichter Husten,
  Heiserkeit und leichtes Fieber für ein paar Tage
  bestehen. In den meisten Fällen tritt nach unserer Erfahrung mit dieser Behandlung kein
  weiterer Anfall mehr auf. In der Klinik bekommen die Kinder meist Cortison-Zäpfchen oder
  Adrenalin.

Bei folgenden Symptomen sollten Sie sofort mit Ihrem Kind zum Arzt gehen beziehungsweise den Notarzt rufen: ausgeprägte Atemnot, Blässe, Unruhe, starke Pulsbeschleunigung oder gar bläuliche Gesichtsfärbung des Kindes.

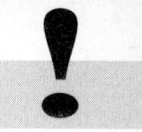

Sofortmaßnahmen
- Nehmen Sie das Kind auf den Arm, und beruhigen Sie es. Dazu ist es natürlich wichtig, daß Sie selbst ruhig und überlegt handeln können.
- Wenn die Kinder ruhiger werden, geht das Atmen sofort leichter.
- Feuchte Luft erleichtert das Atmen sofort. Gehen Sie mit dem Kind ins Badezimmer, und drehen Sie die warme Dusche auf, so daß Feuchtigkeit verdampfen kann. Ist der akute Anfall vorbei, hängen Sie in der Nähe des Bettes feuchte Tücher auf. Alternativ lassen Sie heißes Wasser in einem Topf verdampfen, oder befeuchten Sie die Luft mit kaltem Wasser in einem Zimmerbrunnen.
- Gehen Sie mit dem Kind auf den Balkon oder ins Freie, halten Sie es dabei warm.
- Geben Sie dem Kind viel zu trinken, wenn die akute Atemnot vorüber ist (Lindenblüten- und Holunderblütentee, gesüßt mit Honig).

REISEÜBELKEIT

Reiseübelkeit ist eine Störung des vegetativen Nervensystems bei Fahrten mit dem Auto, dem Zug oder Schiff und beim Fliegen.

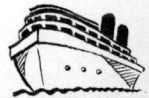

Symptome
- Übelkeit mit und ohne Erbrechen
- Blässe
- Manchmal Schwindel und Schweißausbrüche

Homöopathie
- Das Kind sollte halbstündig 2 Globuli Cocculus D 12 auf der Zunge zergehen lassen.
- Falls Cocculus keine Besserung bringt, verabreichen Sie halbstündig 2 Globuli Veratrum D 12, die das Kind ebenfalls auf der Zunge zergehen lassen sollte.

Fertigpräparate
- Beginnen Sie 2–3 Tage vor der Reise mit dreimal täglich 1 Tablette Nausyn-Tabletten. Während der Reise sollte das Kind alle 2–3 Stunden 1 Tablette einnehmen.

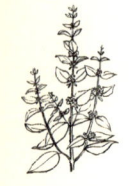

Melisse
(Melissa officinalis)

- Verabreichen Sie im akuten Fall 5–10 Tropfen Balsamischer Melissengeist, die Sie auf ein Stück Zucker träufeln oder in heißes Wasser geben sollten, damit der Alkohol verdampft. Beachten Sie bitte, daß in dem Präparat sehr viel Alkohol enthalten ist.

ALLERGISCHE ERKRANKUNGEN

Bei einer Allergie reagiert der Körper auf einen an sich ungefährlichen Stoff überempfindlich und unangemessen. Der Stoff wird wie ein Krankheitserreger bekämpft, die körpereigene Abwehrkraft ist also gestört. Allergien, die bereits im Kindesalter auftreten, haben in den letzten Jahren rapide zugenommen. Die allergische Bereitschaft kann angeboren sein oder sich erst im Laufe der Jahre entwickeln.

Als Ursache für die erhöhte Allergiebereitschaft nimmt man die Häufung der folgenden Faktoren an:
• Vermehrte Umweltverschmutzung
• Konsum von zu viel tierischen Eiweißen, von chemisch behandelten und denaturierten Nahrungsmitteln (zum Beispiel Konserven)
• Zunahme der Darmstörungen (Parasiten, Pilze, nicht physiologische Bakterien)
• Steigender Medikamentenverbrauch (zum Beispiel Antibiotika)
• Größere Zahl von Impfungen

Als Allergene kommen viele Substanzen in Frage, oft sind es Blütenpollen, Tierhaare, Hausstaub, Kuhmilch oder Konservierungsstoffe, die zu Allergien führen.

Allergene kommen auf unterschiedliche Art und Weise mit unserem Körper in Kontakt und haben verschiedene Ausbreitungsgebiete:

- Das Einatmen des Allergens führt zu Schnupfen, Heuschnupfen, Husten und Asthma bronchiale.
- Durch das Essen des Allergens, und damit die Aufnahme über den Magen-Darm-Trakt, können Nahrungsmittelallergien und Medikamentenallergien sowie Nesselsucht, Ekzeme und Magen-Darm-Störungen ausgelöst werden.
- Außerdem kann es noch zum Hautkontakt mit dem Allergen kommen.

HEUSCHNUPFEN

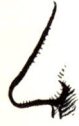

Der Heuschnupfen ist eine häufige allergische Erkrankung im Kindesalter, die durch Blütenpollen, Schimmelpilze, Tierhaare, Hausstaub oder anderem ausgelöst wird.

Symptome
Die Symptome treten periodisch auf.
- Niesen, laufende Nase, Schnupfen, juckende Nase und Rachen
- Juckende, tränende Augen
- Eventuell Fieber
- Müdigkeit, schlechtes Allgemeinbefinden, Konzentrationsstörungen, Unruhe, Reizbarkeit und verminderte Leistungsfähigkeit
- Kopfschmerzen

Fertigpräparate
• Gencydo können Sie zum Inhalieren, als Augentropfen und als Nasensalbe einsetzen.

Weitere Behandlungsmöglichkeiten
• Wenden Sie einen Augentrost-Wickel an (siehe
S. 217 f.).
• Lassen Sie durch den Arzt oder Heilpraktiker
eine Symbioselenkung des Darms oder eine
Behandlung mit potenziertem Eigenblut durch-
führen.
• Die Ernährung des Kindes sollte möglichst voll-
wertig sein und wenig tierische Eiweiße enthal-
ten.

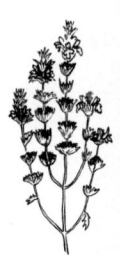

Augentrost
(Euphrasia)

ALLERGISCHES ASTHMA

Das allergische Asthma ist eine anfallsweise auftretende Atemnot durch starke Atemwegsbehinde-
rung. Zu Asthmaanfällen kommt es häufig nachts.
Beim Asthma sind sowohl allergische als auch bakterielle oder virale Komponenten beteiligt. Aus
einer akuten infektiösen Bronchitis kann sich im
Laufe der Zeit Asthma entwickeln, wenn eine allergische Disposition dazu kommt. Asthma hat fast
immer auch eine psychisch bedingte Ursache.

Symptome
• Kurzatmigkeit mit Atemnot, die Kinder keuchen
• Schweißausbrüche und Erstickungsängste
• Beim Ausatmen entstehen pfeifende Geräusche.

Nehmen Sie bei einem akuten Asthmaanfall sofort Kontakt zu einem Arzt auf.

Asthmaanfall

Wenn das Kind in Kontakt mit dem Allergen oder anderen chemischen oder physikalischen Auslösern gekommen ist, kann eine kurze heftige Atemnot folgen. Das gleiche gilt nach körperlicher oder psychischer Belastung.

Status asthmaticus

Hierbei handelt es sich um asthmatische Symptome, die länger als 24 Stunden anhalten.

Homöopathie
• Geben Sie 10 Tropfen Arsenicum album D 12 in ein Glas Wasser, und lassen Sie das Kind die Flüssigkeit schluckweise trinken.

Fertigarzneimittel
• Das Kind sollte drei- bis sechsmal täglich 5–10 Globuli Nicotiana comp. Glob. auf der Zunge zergehen lassen.

Weitere Behandlungsmöglichkeiten
• Lassen Sie durch Ihren Arzt oder Heilpraktiker den Darm des Kindes sanieren, eine Entgiftung sowie eine Umstimmungstherapie durchführen.
• Auch eine Psychotherapie, Atemübungen und autogenes Training können hilfreich sein.

NEURODERMITIS
(ATOPISCHES EKZEM)

Auch die Neurodermitis ist eine Erkrankung, die zunehmend auftritt. Sie wird auch endogenes oder atopische Ekzem genannt. Die Haut reagiert erblich bedingt allergisch. Bei Säuglingen tritt die Neurodermitis meist zwischen dem 3. und 6. Lebensmonat in Erscheinung.

Die Neurodermitis verläuft schubweise, mit symptomfreien Intervallen. Die Ursachen sind multifaktoriell, daher ist die Behandlung schwierig.

Je älter die Kinder werden, desto milder verlaufen die Schübe. Manchmal verschwindet die Neurodermitis im 3. Lebensjahrzehnt von selbst.

Als Ursachen kommen Nahrungsmittelallergien, Medikamentenintoxikation (siehe die Kapitel »Impfungen« und »Antibiotika«), Amalgambelastung, Wohngifte und Umweltbelastungen in Frage. Sehr wichtig sind auch psychische Belastungen, die einen erneuten Schub auslösen können oder deutlich zur Verschlechterung der Hauterscheinungen beitragen.

Neurodermitis ist auf jeden Fall von einem Heilpraktiker oder naturheilkundlich arbeitenden Arzt zu behandeln.

Symptome

• Hochrote, trocken-schuppige oder nässende Ausschläge, die sehr stark jucken. Die Kinder kratzen sich, oft nachts, in schlimmen Fällen sogar blutig.

• Die Hautveränderungen treten hauptsächlich im Gesicht, hinter den Ohren, am Hals, später in

den Ellenbeugen, in den Kniekehlen sowie an den Hand- und Fußgelenken auf.
• Manchmal neigen die Kinder zu Hyperaktivität, Nervosität oder Unruhe, um sich von den Symptomen abzulenken.

Gehen Sie mit Ihrem Kind bei besonders heftigen allergischen Reaktionen zum Arzt. Auch wenn sich eine leichtere Symptomatik nach der Behandlung nicht innerhalb von einem Tag deutlich verbessert, sollten Sie den Kinderarzt zu Rate ziehen.

Fertigpräparate
• Während eines akuten Schubs sollte das Kind alle 30 Minuten 1–5 Globuli Calcium carbonicum/Cortex Quercus Glob. auf der Zunge zergehen lassen.
• Tragen Sie Floriabene Salbe auf die betroffenen Stellen auf.

Weitere Behandlungsmöglichkeiten
• Um den Juckreiz zu lindern, bereiten Sie ein Cleopatra-Bad vor: $\frac{1}{4}$ Liter Milch mit 1 Eßlöffel Olivenöl verrühren, diese Mischung ins Badewasser geben.

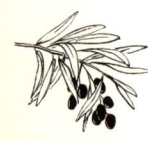

Olive

• Legen Sie Umschläge nach dem folgenden Rezept auf die betroffenen Stellen: 8 Teelöffel Magnesium sulfuricum auf 1 Liter Wasser geben, Baumwolltuch darin tränken, auswringen.
• Auch Umschläge mit Malvenblüten helfen, den Juckreiz zu lindern: 75 g Malvenblüten und 25 g Blutwurzwurzel mischen, 2 Eßlöffel auf 1 Liter Wasser geben, Baumwolltuch darin tränken, auswringen.

- Durch die folgenden Maßnahmen können Sie die ärztliche Behandlung Ihres Kindes zusätzlich unterstützen: Ernährung umstellen, Allergene vermeiden, für ausreichende Luftfeuchtigkeit sorgen, keine Weichspüler beim Waschen benutzen, Kleidungsstücke möglichst aus ungefärbter oder nur mit biologischen Farben gefärbter Baumwolle kaufen, keine Synthetik direkt auf die Haut des Kindes bringen.
- Die Stärkung der Konstitution, eine Darmsanierung oder Eigenbluttherapie können von einem Arzt oder Heilpraktiker durchgeführt werden. Eventuell kommt auch eine Psychotherapie in Frage.

NAHRUNGSMITTELALLERGIE

Prinzipiell kann jedes Nahrungsmittel eine Allergie auslösen. Bei manchen ist die Wahrscheinlichkeit allerdings größer. Dazu gehören: Kuhmilch und Kuhmilchprodukte, Nüsse, Schokolade, Südfrüchte, Konservierungsstoffe und Nahrungsmittelfarbstoffe. In der Naturheilkunde versuchen wir, den gesamten Organismus des Kindes zu stärken oder zu normalisieren, damit die allergische, also überschießende Reaktion auf die genannten Auslöser nicht mehr auftritt.

Im akuten Fall gilt es, das Allergen zu finden und zu vermeiden. Oft treten die allergischen Reaktionen erst Stunden bis Tage nach dem Kontakt mit dem

Allergen in Erscheinung, das macht sein Auffinden natürlich besonders schwierig.

Bei Säuglingen ist es wichtig, die neuen Nahrungsmittel ganz langsam und immer einzeln einzuführen, damit man etwaige Reaktionen zuordnen kann. Stillen ist in bezug auf Nahrungsmittelallergien übrigens die beste Prophylaxe. Alternativ zu Kuhmilch können Sie Ihrem Säugling und später Ihrem Kind auch Sojamilch oder Reismilch aus dem Reformhaus geben, diese werden meist gut vertragen.

Symptome
- Allergien der Haut (Ekzem und Neurodermitis) oder der Schleimhäute (Schnupfen, Husten)
- Schwellungen des Magen-Darm-Traktes (Bauchschmerzen, Blähungen, Koliken, Durchfälle)
- Allgemeine Symptome wie Appetitlosigkeit, Müdigkeit oder Unruhe

MEDIKAMENTENALLERGIE

Auch durch die Einnahme oder Injektion von Medikamenten können sich Allergien entwickeln.

Sofortmaßnahme
- Setzen Sie das Medikament nach Möglichkeit ab.

NESSELSUCHT (URTICARIA)

Eine Urticaria ist eine allergische Erscheinung der Haut. Sie kann sich am ganzen Körper oder an einzelnen Körperstellen ausbreiten.

Symptome
- Kurzfristiges Auftreten von stark juckenden, leicht erhabenen Quaddeln, die mit Flüssigkeit gefüllt sind. Diese verschwinden innerhalb von einigen Stunden wieder, auch wenn an anderen Stellen noch neue Quaddeln entstehen.
- Eventuell kommt es zu Fieber, Übelkeit oder Erbrechen und stark herabgesetztem Allgemeinbefinden.

Homöopathie
- Das Kind sollte einmal 5 Globuli Histaminum D 30 auf der Zunge zergehen lassen.

Fertigpräparate
- Verabreichen Sie im akuten Fall einmal täglich $1/_3$–1 Ampulle (je nach Alter des Kindes) Apis ex animale D 12 Amp. (als Trinkampullen) in einem Glas Wasser.

Weitere Behandlungsmöglichkeiten
- Legen Sie dem Kind Umschläge mit Essigwasser auf: dazu 1 Eßlöffel Obstessig auf $1/_2$ Liter Wasser geben, Baumwolltuch darin tränken, auswringen und auflegen.
- In leichten Fällen genügt es, wenn das Allergen gemieden wird.

EKZEME

Als Ekzem bezeichnet man eine flächige, entzündliche Hautveränderung mit Juckreiz. Diese kann auch chronisch werden. Ekzeme können am ganzen Körper entstehen.
Nähere Informationen zu diesem Thema finden Sie im Abschnitt »Neurodermitis«.

WINDELDERMATITIS

Eine Windeldermatitis entwickelt sich oft im Zusammenhang mit der Zahnung, kann aber auch allein auftreten. Begünstigend wirkt das feuchtwarme Klima in der Windel, vor allem in Plastikwindeln. Oft ist mit der Windeldermatitis eine Soorpilzbesiedelung verbunden.

Symptome
• Der Babypo ist im Bereich der Windel wund und rot.
• Manchmal entstehen auch nässende oder leicht blutende Hautstellen.

Sofortmaßnahmen
• Wickeln Sie Ihr Kind möglichst oft. Dazu verwenden Sie am besten Stoffwindeln, da diese keine feuchtwarme luftabgeschlossene Kammer bilden.
• Verwenden Sie keine chemischen Badezusätze, Feucht- oder Öltücher. Reinigen Sie den Baby-

popo nur mit Wasser, und föhnen Sie ihn dann trocken.

- Den Po so oft wie möglich ohne Windel an der Luft lassen.

Homöopathie
- Zur Pilzbehandlung kann das Kind dreimal täglich 5 Globuli Borax D 12 auf der Zunge zergehen lassen.

Fertigpräparate
- Tupfen Sie ganz leicht Traumeel-Salbe auf die betroffenen Stellen.

Weitere Behandlungsmöglichkeiten
- Bereiten Sie ein Bad mit Töpfer-Kleiebad und 1 Teelöffel Kaisernatron-Pulver. Danach tupfen Sie den Po ganz vorsichtig mit einem weichen Baumwolltuch trocken oder föhnen ihn sogar.
- Hilfreich ist es auch, wenn Sie 1 Eßlöffel Calendula-Essenz mit 10 Eßlöffeln Wasser verdünnen und dann den Po vorsichtig mit einem in die Lösung getauchten Baumwolltuch abtupfen und trockenföhnen.

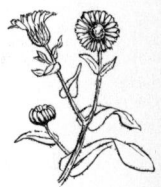

Ringelblume
(Calendula)

SONNENALLERGIE

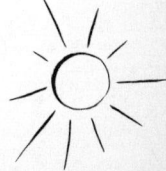

Durch Sonneneinwirkung bilden sich auf der ungeschützten Haut kleine juckende Pusteln.

Symptome

- Kleine erhabene, rote, oft stark juckende oder brennende Punkte, die auch ineinander übergehen können.

Fertigpräparate

- Verabreichen Sie dem Kind täglich 1 Ampulle Apis ex animale D 12 Amp. (als Trinkampulle) in einem Glas Wasser.

KINDERKRANKHEITEN ERKENNEN

Alle Kinder kommen mit den Erregern für Kinderkrankheiten in Kontakt. Diese Krankheiten sind für die Entwicklung des Kindes sehr wichtig. Nicht jedes Kind erkrankt an jeder Kinderkrankheit. Manchmal entwickelt sich auch ohne ersichtliche Erkrankung eine Immunität. Diesen Vorgang bezeichnet man als stille Feiung. Die durch eine Kinderkrankheit erworbene Immunität hält, bis auf wenige Ausnahmen, lebenslang.
Die Intensität und der Verlauf der Erkrankung sind individuell sehr unterschiedlich.

Wichtig! Bei Verdacht auf eine Kinderkrankheit sollten sie auf alle Fälle mit Ihrem Kinderarzt Kontakt aufnehmen und sich an seinen Vorgaben orientieren. Unterstützend dazu können Sie selbstverständlich alle notwendigen Notfallmaßnahmen ergreifen, die in diesem Buch beschrieben sind (wie zum Beispiel die Maßnahmen bei Kopfschmerzen, Fieber, Erbrechen usw.).

Nach Möglichkeit sollte Ihr Kind eine Kinderkrankheit mit eigener Kraft, also ohne schulmedizinische Unterstützung durchleben. Durch die Anwendung naturheilkundlicher Maßnahmen können Sie ihm dabei helfen. Wichtig ist eine ausreichende Schonung des Kindes durch Bettruhe und gute Pflege. So können Kinderkrankheiten vollständig aushei-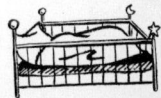

len. Das Kind hat dann ein weiteres Tor auf seinem Lebensweg durchschritten und damit die entsprechende Entwicklungsstufe erreicht.

DIPHTHERIE

Bei der Diphtherie handelt es sich um eine sehr seltene Kinderkrankheit.

- **Inkubationszeit:** Etwa 2–6 Tage
- **Ansteckung:** Durch Tröpfcheninfektion von Kranken und Keimträgern, ansteckend ab Ausbruch der Krankheit, solange der Erreger nachweisbar ist.
- **Symptome:** Heftige lokale Entzündung des lymphatischen Rachenrings, eitrig, mit grauweißen Belägen (den sogenannten Pseudomembranen), niedriger Blutdruck, der Puls ist schnell und nicht gut ertastbar, Fieber (nicht sehr hoch), unangenehm süßlicher Mundgeruch
- **Dauer der Erkrankung:** 14–60 Tage

DREI-TAGE-FIEBER (EXANTHEMA SUBITUM)

Es betrifft fast nur Kleinkinder zwischen 6 Monaten und 3 Jahren.

- **Inkubationszeit:** 10–14 Tage
- **Ansteckung:** Wahrscheinlich Tröpfcheninfektion, wenig ansteckend

- **Symptome:** Plötzliches hohes Fieber bis 41 °C, mit geringen grippalen Erscheinungen, nach 3 Tagen sinkt es genauso abrupt wieder auf die normale Körpertemperatur ab. Dabei kommt es zu einem blaßroten Ausschlag, hauptsächlich am Rumpf, weniger im Gesicht, der nach 1–2 Tagen wieder verschwindet.
- **Dauer der Erkrankung:** 3–4 Tage

KEUCHHUSTEN (PERTUSSIS)

Bei Keuchhusten handelt es sich um eine Infektionskrankheit, die mit charakteristischen Hustenanfällen einhergeht. Oft entwickelt sich ein Keuchhusten direkt nach einer Masernerkrankung.

- **Inkubationszeit:** 1 Woche bis maximal 3 Wochen
- **Ansteckung:** Tröpfcheninfektion durch direktes Anhusten, ansteckend ab Ausbruch der Krankheit, ungefähr 3–4 Wochen lang
- **Symptome:** Erst auffälliger Husten, dann anfallsartige Hustenattacken, kurz, hart, bellend, danach mühsame, deutlich hörbare Einatemphase, danach oft Erbrechen von Nahrung und Schleim, 15–20 Anfälle pro Tag, dann nehmen die Anfälle langsam wieder ab.
- **Dauer der Erkrankung:** 6–8 Wochen, es können auch später noch gelegentlich Hustenanfälle auftreten.

KINDERLÄHMUNG (POLIOMYELITIS)

Die Kinderlähmung ist eine Infektionskrankheit des Zentralnervensystems, die weltweit verbreitet ist.

- **Inkubationszeit**: 7–28 Tage
- **Ansteckung**: Bis zu 5 Monate lang von Mensch zu Mensch, durch Schmierinfektion (über den Stuhl)
- **Symptome/Dauer der Erkrankung**: In 90 % aller Fälle verläuft die Kinderlähmung ohne sichtbare Erkrankungszeichen, bei sichtbarer Erkrankung mit grippeähnlichen oder meningealen Symptomen und Lähmungen ist die Dauer nicht vorherzusagen.

MASERN (MORBILLI)

- **Inkubationszeit**: 14 Tage
- **Ansteckung**: Tröpfcheninfektion, ansteckend 4–5 Tage vor Beginn des Ausschlags bis zu seinem Verschwinden
- **Symptome**: Beginn mit harmlosem Schnupfen und Husten, danach Bindehautentzündung, das Kind ist lichtscheu, aufgedunsenes Gesicht, Fieber, weißliche Flecken innen an der Mundschleimhaut. Etwa am 14. Tag sinkt das Fieber, um dann erneut hoch anzusteigen. In dieser Zeit breiten sich innerhalb von wenigen Stunden hell- bis dunkelrote, leicht erhabene Flecken auf dem

Körper aus, die rasch größer werden. Der Ausschlag beginnt hinter den Ohren, breitet sich dann über Kopf, Rumpf, Arme und Beine aus. Fieber bis 40 °C. Die Kinder sind apathisch und haben keinen Appetit. Vergrößerte Lymphknoten am Hals, gelegentlich kommt es zu Durchfall. Wenn der Ausschlag in der Rekonvaleszenz abklingt, schuppt sich die Haut in kleinen Stückchen.

- **Dauer der Erkrankung**: Erst 7–14 Tage nach Auftreten des Ausschlags sind die Kinder wieder ganz gesund.

MUMPS
(PAROTITIS EPIDEMICA)

Mumps verläuft in den meisten Fällen ohne Komplikationen und gehört deshalb zu den harmloseren Kinderkrankheiten.

- **Inkubationszeit**: Etwa 3 Wochen
- **Ansteckung**: Tröpfcheninfektion, ansteckend 7 Tage vor bis 10 Tage nach Auftreten der Symptome
- **Symptome**: Oft Kopfschmerzen, erst einseitige, danach beidseitige, Schwellung der Ohrspeicheldrüse, abstehende Ohrläppchen, mäßiges Fieber
- **Dauer der Erkrankung**: 2 Wochen

PFEIFFERSCHES DRÜSENFIEBER (INFEKTIÖSE MONONUKLEOSE)

Das Pfeiffersche Drüsenfieber tritt erst bei jungen Erwachsenen nach der Pubertät auf.

- **Inkubationszeit**: 4 bis mindestens 14 Tage
- **Ansteckung**: Tröpfcheninfektion, vor allem von Mund zu Mund
- **Symptome**: Sehr schlechtes Allgemeinbefinden, anhaltende, therapieresistente Angina mit schmutzig grauen Belägen der Mandeln, massive Lymphknotenschwellung am Hals, tastbare Milzschwellung, geringes Fieber, übler Mundgeruch
- **Dauer der Erkrankung**: Mehrere Wochen, in seltenen Fällen mehrere Monate

RINGELRÖTELN (ERYTHEMA INFECTIOSUM)

- **Inkubationszeit**: 6–16 Tage
- **Ansteckung**: Vermutlich Tröpfcheninfektion, ansteckend einen Tag vor Ausschlagbeginn bis einen Tag nach dessen Abklingen
- **Symptome**: Schmetterlingsförmiger roter, heftig juckender Ausschlag an den Wangen, der sich auf die Arme und Beine ausbreitet
- **Dauer der Erkrankung**: 10–12 Tage

RÖTELN (RUBEOLA)

Für Kinder eine völlig harmlose Krankheit, die jedoch während der Schwangerschaft problematisch ist.

- **Inkubationszeit:** 14–21 Tage
- **Ansteckung:** Tröpfcheninfektion, ansteckend 7 Tage vor Beginn des Ausschlags bis 14 Tage danach
- **Symptome:** Regelmäßig über den Körper verteilter roter Ausschlag, der nicht zusammenfließt, hauptsächlich am Rumpf, mäßiger Juckreiz, geschwollene Lymphknoten, mäßiges Fieber
- **Dauer der Erkrankung:** Ungefähr 10 Tage

SCHARLACH (SCARLATINA)

- **Inkubationszeit:** 2–5 Tage
- **Ansteckung:** Tröpfcheninfektion oder durch infizierte Gegenstände, ansteckend bei den ersten Krankheitszeichen bis zu 4 Wochen
- **Symptome:** Plötzlicher Beginn, mit einer hochfieberhaften Mandelentzündung oder Entzündung des Nasen-Rachen-Raums, manchmal mit Erbrechen. Nach 2–3 Tagen bildet sich ein stecknadelkopfgroßer roter Ausschlag, die Haut im Nasen-Rachen-Raum ist stark gerötet, auf der Zunge befindet sich anfangs ein dicker weißlicher Belag, später bildet sich die typische him-

beerfarbene Zunge mit deutlich hervorstehen-
den Papillen. Blasses Munddreieck, Wangen-
röte, alle Lymphknoten können anschwellen.
Dann bildet sich der Ausschlag am ganzen Körper, besonders in den Leistenbeugen, das Gesicht bleibt meist frei. Gegen Ende der Erkrankung schuppt sich die Haut in großen Haut-
fetzen ab, starker Juckreiz an Händen und
Füßen.
• **Dauer der Erkrankung**: Bis zu 6 Wochen

WINDPOCKEN (VARIZELLEN)

Windpocken sind eine hochinfektiöse, jedoch völlig
harmlose Kinderkrankheit.
• **Inkubationszeit**: 11–15 Tage
• **Ansteckung**: Übertragung durch die Luft,
  Tröpfcheninfektion, durch direkten Kontakt, ansteckend 1 Tag vor Beginn des Ausschlags bis
  7 Tage danach, wenn die Bläschen eingetrocknet
  sind.
• **Symptome**: Fieber, der Ausschlag tritt plötzlich
  am Rumpf auf, geht dann zum gesamten Kopf.
  Er kann den ganzen Körper bedecken und tritt
  sogar in den Ohren, im Mund und im Schambe-
  reich auf. Die Bläschen sind stecknadelkopfgroß,
  haben einen wasserklaren Inhalt und jucken sehr
  stark. Sie platzen schnell auf und heilen dann ab.
  Mehrere Bläschenstadien sind gleichzeitig vorhanden.
• **Dauer der Erkrankung**: 7–14 Tage

IMPFUNGEN

SCHUTZIMPFUNGEN SIND FREIWILLIG

> »Je länger sich jemand dem natürlichen Fluß
> des Lebens widersetzt, um so deutlicher
> und intensiver sind die Krankheitsprozesse.«
>
> RAVI ROY

Der kindliche Körper ist darauf eingestellt, in den ersten Lebensjahren viele Kinderkrankheiten durchzustehen und damit seine Abwehrkräfte fürs Leben zu trainieren.

Durch die Impfungen, deren Schutz nicht lebenslang anhält, werden die Kinderkrankheiten heutzutage immer mehr ins Erwachsenenalter verschoben, wo sie dann intensiver verlaufen und oft mit Komplikationen verbunden sind. Deshalb sollte man sein Kind gegen die harmlosen Kinderkrankheiten wie Röteln, Masern und Mumps nicht impfen (von Ausnahmefällen abgesehen).

Mit einer Impfung will man das Ausbrechen einer Krankheit verhindern. Man geht dafür das Risiko einer Erkrankung oder Schädigung des kindlichen Organismus durch die Impfung ein. Dieses Risiko gilt es abzuwägen.

Das Unterdrücken von Krankheiten führt bereits im Kindesalter zu einer vermehrten Anfälligkeit der Kinder und zu einer allgemeinen Disposition für chronische Erkrankungen – im körperlichen und im seelischen Bereich.

Jede Kinderkrankheit hat für die seelische Entwicklung des Kindes eine bestimmte Bedeutung. Eine Impfung verhindert also enorme Entwicklungsmöglichkeiten des Kindes. Kinder lernen durch Kinderkrankheiten, ihre eigenen Grenzen zu erweitern und eine größere Harmonie mit ihrem Körper zu erlangen.

Nicht jedes Kind bekommt jede Kinderkrankheit, sondern nur die, die für seine Entwicklung wichtig und förderlich sind.

Werden diese Krankheiten durchlebt, so kann sich die Beziehung der Eltern zu ihren Kindern intensivieren, wenn sie ihnen in dieser unsicheren, angstbesetzten Zeit das Gefühl von Geborgenheit und Sicherheit geben.

Durch diese Krankheiten kann alles, was bisher von der kindlichen Seele noch nicht verarbeitet wurde, erfaßt werden. Die Kinder sind besser auf das Leben vorbereitet und charakterlich gefestigt, wenn sie die Krankheiten durchleben und für sich nutzen können. Es entwickeln sich Eigenschaften wie Mut, Selbstsicherheit und Verantwortungsbewußtsein.

Insgesamt sind diese Kinder körperlich und geistig gesünder und abwehrstärker. Sie haben sich die Abwehrkräfte für ihr gesamtes weiteres Leben selbst erarbeitet.

Jede Unterdrückung dieser Krankheitsprozesse – durch Impfungen, fiebersenkende Maßnahmen und Antibiotika – verhindert dies alles. Damit wird der Grundstein für eine Abwehrschwäche und chronische Erkrankungen gelegt.

Früher verliefen viele der Kinderkrankheiten, gegen die man heute in den meisten Ländern impft, sehr schwer oder sogar tödlich. Gegenwärtig gibt es jedoch in der westlichen Welt kaum noch tödliche Verläufe, und die Gefahr, schwer zu erkranken, ist sehr gering.

Bei naturgemäßer Behandlung sind die Heilungschancen von Kinderkrankheiten sehr gut.

Das Impfrisiko hingegen ist nicht zu unterschätzen. Leider wird die Öffentlichkeit jedoch über Impfrisiken und Impfschäden nur unzureichend oder gar nicht unterrichtet.

- Der Impfstoff muß in ausreichender Menge aktive Substanzen des Erregers enthalten, damit das Immunsystem des Kindes angeregt wird, gegen die jeweilige Krankheit Abwehrstoffe zu bilden.
- Bei der passiven Immunisierung werden Antikörper geimpft, die ein fremder Organismus gegen die jeweilige Krankheit gebildet hat.
- Die Impfungen können nicht individuell dosiert werden, und so bekommen alle Kinder die gleiche Dosis verabreicht.
- Die meisten Impfstoffe enthalten Zusatzstoffe wie Formalin, Fremdeiweiße, Aluminium oder Quecksilber zum Konservieren, deren alleinige Wirkung schon ungesund für den Körper sein kann.

Wichtig! Um sich über die Inhaltsstoffe und möglichen Nebenwirkungen der Impfstoffe zu informieren, empfiehlt es sich dringend, den Beipackzettel genau zu lesen.

**Hinweise, wenn Sie Ihr Kind
impfen lassen wollen**

- Lassen Sie Ihr Kind so spät wie möglich impfen. Möglichst erst ab dem 3. Lebensjahr, da die Kinder in diesem Alter schon viel stabiler sind und so eine Impfung besser verarbeiten können. Außerdem haben sie dann schon die Fähigkeit, sich zu eventuellen Veränderungen oder Schmerzen nach der Impfung zu äußern.
- Spätfolgen auf Impfungen verlaufen um so schwerer, desto jünger das Kind zum Zeitpunkt der Impfung war. Eventuelle Impfschäden können in diesen Fällen auch schwerer als solche ausgemacht werden.
- Lassen Sie Ihr Kind vor der Impfung genau untersuchen. Nur ein ganz gesundes Kind, dem all seine Kapazitäten zur Verarbeitung der Impfung zur Verfügung stehen, sollte überhaupt geimpft werden.
- Lassen Sie keine Mehrfachimpfungen durchführen (DPT: Diphtherie, Pertussis, Tetanus). Das Kind wird auf diese Weise dreifach belastet.
- Beobachten Sie Ihr Kind nach der Impfung etwa 3 Wochen lang sehr intensiv, und dokumentieren Sie eventuelle Veränderungen oder Auffälligkeiten. In diesem Zeitraum kann es zu Reaktionen auf die Impfung kommen. Viele Impfschäden machen sich aber erst nach Jahren bemerkbar.

Wann sollte nicht geimpft werden?

Verzichten Sie bei folgenden Erkrankungen auf
eine Impfung:
- Chronische Hauterkrankungen, wie Neuroder-
  mitis oder Ekzeme
- Allergien und Heuschnupfen
- Bei Frühgeborenen und Spätentwicklern
- Wenn das Kind nicht ganz gesund ist und zum
  Beispiel gerade an einem Schnupfen, einer Er-
  kältung, einer Ohrenentzündung oder Durchfall
  leidet
- Bei schlechtem Allgemeinzustand

IMPFSCHÄDEN

Mögliche Impfschäden sind:
- Schädigung des Zentralnervensystems
- Schwere Hirnschäden, Schwachsinn
- Gehirnödem und -entzündung, die tödlich en-
  den können

Erste Zeichen für einen möglichen
Impfschaden

Ein Impfschaden kann in den ersten Jahren symp-
tomlos verlaufen. Möglicherweise wird das Kind
aber auch durch eines oder mehrere der folgenden
Symptome auffällig.

Frühsymptome
- Zuckungen einzelner Körperteile
- Krampfanfälle (Enzephalopathie, Hirnödem)
- Unruhe, Schreckhaftigkeit, Reizbarkeit, Bewegungs- oder Reaktionsunsicherheit
- Schläfrigkeit, Apathie, Benommenheit
- Erbrechen
- Hautverfärbungen
- Temperaturanstieg
- Kopfschmerzen (Kleinkinder reiben sich am Kopf oder scheuern den Kopf an irgendwelchen Gegenständen)

Hauptsymptome
- Hyperaktivität und Lernstörungen
- Schlafsucht oder Schlafumkehr: Das Kind schläft mehr als vor der Impfung oder es schläft zu Zeiten, in denen es sonst wach war. Dieser veränderte Schlafrhythmus kann einige Tage anhalten, danach ist alles wieder wie vorher.
- Interesselosigkeit: Die Blicke des Kleinkindes gehen ins Leere, das Kind kann nicht mehr begeistert werden, es wird gegenüber allem, was früher interessant war, gleichgültig.
- Unmotiviertes Schreien: Die Kinder schreien lange, ohne ersichtlichen Grund, oft mit schrillen Tönen und sind durch nichts zu beruhigen. Manchmal ist dieses Geschrei von einem kurzen Krampfanfall begleitet. Dies kann ein Hinweis auf eine mögliche Hirnschädigung sein.
- Therapieresistente Krampfanfälle
- Intelligenzdefekt: Die Kinder entwickeln sich langsam und sind womöglich geistig zurückgeblieben.

• Entwicklungsknick: Nach der Impfung kommt es zu einem deutlichen Knick in der allgemeinen körperlichen und geistigen Entwicklung des Kindes.

Wenn bei Ihrem Kind eines oder mehrere dieser Symptome auftreten oder Ihr Kind Ihnen nach einer Impfung in seiner Persönlichkeit verändert vorkommt – in unserer Praxis fällt in diesem Zusammenhang oft der Satz »Ich kenne mein Kind nicht mehr« –, sollten Sie an einen Impfschaden denken. Informieren Sie Ihren Heilpraktiker, einen klassischen Homöopathen und Ihren Kinderarzt, um die nächsten Schritte zu besprechen.

Unser Tip

Informieren Sie sich gut, bevor Sie Ihr Kind impfen lassen. Lesen Sie den Beipackzettel zu den einzelnen Impfsubstanzen, um die Gefahren und den Nutzen abwägen zu können, und entscheiden Sie dann individuell.
Insbesondere bei diesem Thema verweisen wir auf unsere Literaturliste im Anhang.

Wenn Sie unsicher sind, lassen Sie Ihr Kind gegen Polio, Diphtherie und Tetanus impfen. Damit Ihr Kind genügend Zeit und Kraft hat, die Impfungen zu verarbeiten, sollte jede Substanz einzeln und erst nach dem 1. Lebensjahr verabreicht werden.
Sorgen Sie weiterhin für die nötigen Voraussetzun-

gen, unter denen sich Ihr Kind seelisch, geistig und körperlich gesund und stabil entwickeln kann. So helfen Sie ihm, die üblichen Kinderkrankheiten gut zu überstehen.

ZÄHNE

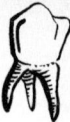

Die ersten Zähne kommen etwa im 6. bis 7. Lebensmonat durch den Kiefer. Etwa zum Zeitpunkt der Einschulung, also mit 6 oder 7 Jahren, werden diese Milchzähne durch die »Zweiten Zähne« ersetzt.

Eine gesunde Ernährung, das heißt natürliche Nahrungsmittel (Naturvölker haben keine schlechten Zähne) und ganz wenig Süßes sind der wichtigste Schutz vor Karies. Außerdem ist natürlich eine gründliche und konsequente Zahnpflege sehr wichtig.

KARIES

Bei Karies bilden sich zuerst weißliche, dann bräunliche Beläge auf den Zähnen. Diese verursachen später die Löcher in den Zähnen. Zur Prophylaxe sollten Sie Ihrem Baby oder Kleinkind keine Fläschchen zum Dauernuckeln geben, in denen Saft oder gesüßter Tee enthalten ist. Der Zuckergehalt führt leicht zu Karies, da die Flüssigkeit für längere Zeit im Mund bleibt und nicht, wie beim Trinken aus dem Glas, gleich hinuntergeschluckt wird. Wenn Ihr Kind zum Einschlafen oder auch nachts eine Flasche möchte, dann füllen Sie diese mit Leitungswasser oder Mineralwasser ohne Kohlensäure. Unser Leitungswasser ist in den meisten Fällen sehr gut, denn die Schadstoffkontrollen sind für Leitungswasser viel genauer als für Mineralwasser. Informationen zur Wasserqualität gibt es beim zuständigen Gesundheitsamt.

Grundsätzlich sollten Sie dafür sorgen, daß Ihr Kind möglichst wenig Süßes ißt. Achten Sie auch auf versteckten Zucker (zum Beispiel in Kakaogetränken, Fruchtjoghurt und Milchschnitten). Das Kind sollte sich nach jeder Mahlzeit, mindestens aber zweimal pro Tag, gründlich die Zähne putzen.

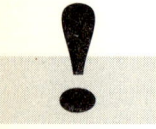

Gehen Sie regelmäßig mit Ihrem Kind zum Zahnarzt. Wenn Löcher in den Zähnen sind, müssen diese vom Zahnarzt gefüllt werden. Dabei ist es wichtig, auf Amalgamfüllungen zu verzichten, da diese durch den hohen Quecksilberanteil zu Gesundheitsstörungen im ganzen Körper führen können.

FLUORID

Die Verabreichung von Fluorid ist sehr umstritten. Die Zahnoberfläche wird zunächst widerstandsfähiger gegen Säuren, die bei der bakteriellen Zersetzung von Zucker entstehen. Wenn aber das Fluor nicht zeitlebens gegeben wird, verliert der Zahn diesen Schutz wieder. Die Ursache für Zahnkaries ist also nicht ein Mangel an Fluor, sondern falsche Ernährungsgewohnheiten sowie mangelnde Zahnpflege und Mundhygiene. Karies wird hauptsächlich durch süße Zwischenmahlzeiten, Weißmehlprodukte, Zucker und süße Getränke verursacht.

Regelmäßige Fluoridgaben bergen außerdem die Gefahr von vorzeitiger Knochenalterung und Immunschwächung. Die klassische Homöopathie bietet dagegen geeignete und völlig unschädliche Möglichkeit, die Zähne zu schützen.

Wenn Sie Ihrem Kind routinemäßig Fluortabletten, Fluorzahnpasta und vielleicht auch noch Fluorsalz geben wollen, informieren Sie sich erst gründlich über Wirkungen und Nebenwirkungen sowie über die Dosierung. Besprechen Sie sich mit Ihrem Zahnarzt, und entscheiden Sie dann individuell, wie Sie verfahren möchten.

ZAHNARZTBESUCH

In den folgenden Abschnitten haben wir für Sie die wichtigsten Situationen, die eventuell bei einem Zahnarztbesuch entstehen können, zusammengestellt. So können Sie mit Hilfe der genannten Behandlungsmöglichkeiten Ihr Kind optimal unterstützen.

Angst vor dem Zahnarzt

Viele Kinder fürchten sich zunächst vor dem Zahnarztbesuch. Daher ist es wichtig, daß Sie diese Besuche gut vorbereiten, indem Sie mit dem Kind darüber sprechen. Lassen Sie es während der Behandlung nicht allein.

Bachblüten

- Geben Sie dem Kind vor dem Zahnarztbesuch alle 5–10 Minuten 2–3 Notfalltropfen auf die Zunge.
- Auch wenn die Angst so schlimm ist, daß es zu einem Würge-Brechreiz kommt, können Sie Ihrem Kind mit einigen Notfalltropfen, die Sie auf die Zunge geben, weiterhelfen.

Homöopathie

- Das Kind sollte vor oder während der Behandlung 3 Globuli Ipecacuanha D 12 oder Nux vomica D 12 auf der Zunge zergehen lassen.

Vorbereitung von chirurgischen Eingriffen beim Zahnarzt

Diese Eingriffe können Sie mit den Mitteln der Naturheilkunde bereits zu Hause vorbereiten.

Bachblüten

- Geben Sie dem Kind vor der Behandlung einige Notfalltropfen auf die Zunge.

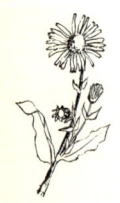

Arnika
(Arnica montana)

Homöopathie

- Beginnen Sie mit dieser Behandlung bereits einige Tage vor dem Zahnarztbesuch. Verabreichen Sie dem Kind morgens und nachmittags je 3 Globuli Arnica C 6, die es auf der Zunge zergehen läßt.

Nachbehandlung von Zahnextraktionen

Nach solchen – oft schmerzhaften – Eingriffen benötigt das Kind vor allem viel Ruhe und Zuneigung.

Bachblüten
- Geben Sie nach der Behandlung einige Notfalltropfen auf die Zunge.

Homöopathie
- Hilfreich sind auch einmal 3 Globuli Arnica C 30, die das Kind auf der Zunge zergehen läßt.

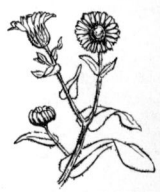

Weitere Behandlungsmöglichkeiten
- Lindernd wirkt es, den Mund mit Calendula-Essenz (1 Eßlöffel Essenz auf 10 Eßlöffel Wasser) auszuspülen.

Ringelblume
(Calendula)

ZÄHNE ALS STÖRFELDER

Eiterherde, die oft jahrelang unbemerkt unter den Zähnen schlummern, wirken möglicherweise auch auf weiter entfernte Körpergewebe und können dort zu entzündlichen Prozessen führen. Krankheiten wie Migräne, rheumatische Beschwerden und unspezifische Entzündungen können möglicherweise ebenfalls hierauf zurückgeführt werden.

Lassen Sie von einem Zahnarzt, der sich mit Störfeldern auskennt, eine Panoramaaufnahme der Zähne machen. Auch ein naturheilkundlich arbeitender Arzt oder der Heilpraktiker kann mit

Elektroakupunktur nach Voll- oder Bioresonanz
eventuelle Störfelder ausfindig machen.

AMALGAM

Amalgam ist leider bis heute noch das meist ver-
wendete Material zum Füllen von Löchern in den
Zähnen. Die gesundheitlichen Belastungen, die
durch Amalgam entstehen, sind unbestritten, aber
das Amalgam hält gut und ist billig.

Amalgam ist eine Verbindung von verschiedenen
Metallen. Der Quecksilberanteil beträgt dabei
40–50 %. Amalgamfüllungen, die aus den Zähnen
entfernt werden, müssen seit 1991 als Sondermüll
entsorgt werden.

Durch den Abrieb beim Kauen, durch saure und
heiße Speisen und durch fluoridhaltige Zahnpasta
wird Quecksilber in winzigen Mengen aus den
Zahnfüllungen herausgelöst. Es gelangt über den
Speichel in den Magen und von dort über das Blut
in den gesamten Körper. Speziell in den Haaren,
der Haut, der Leber, den Nieren und im Gehirn la-
gert sich dieses Quecksilber dann ab und führt zu
Schädigungen und schleichenden Vergiftungen.
Manche Menschen reagieren zusätzlich allergisch
auf das Amalgam.
Als Symptome einer Amalgamvergiftung können
auftreten: Kopfschmerzen, Migräne, Schlafstörungen, Gereiztheit, schnelle Ermüdbarkeit, Appetit-

störungen, Durchfall, Erbrechen, Ohrensausen, Gelenkbeschwerden, Hauterkrankungen, Sehstörungen, Herzrhythmusstörungen, erhöhte Erkältungsneigung, starke Verminderung des Selbstwertgefühls und Depressionen.

Betrachtet man diese Risiken, so sind gute Haltbarkeit und ein günstiger Preis keine ausreichenden Argumente mehr, um Kindern die Zähne mit Amalgamplomben füllen zu lassen.

Entfernen von Amalgamfüllungen

Wenn die Kinder schon Amalgamfüllungen im Mund haben, hat sich beim Entfernen der Dreifachschutz bewährt, da sonst die durch das Bohren ausgelösten feinen Amalgamdämpfe vermehrt in den Körper gelangen. Dieser Schutz besteht aus Absaugen, dem Auflegen eines Abdecktuchs und dem sogenannten Kofferdamm. Dabei wird ein ausgestanztes Gummituch mit speziellen Klammern um den betroffenen Zahn gespannt und von außen mit einem Spannrahmen fixiert, um den Mundraum absolut trocken zu halten.

Danach muß das Amalgam von einem Heilpraktiker oder naturheilkundliche arbeitenden Arzt aus dem Körper ausgeleitet werden.

So bleibt Ihr Kind gesund

Um Notfällen und Erkrankungen vorzubeugen, möchten wir Ihnen im folgenden noch einige allgemeine Tips geben.

Allgemeine Tips

Für die gesunde Entwicklung Ihrer Kinder ist es ganz wichtig, daß sie viel Bewegung an der frischen Luft haben. Videos, Fernsehen und Computerspiele sollten nur selten zur Unterhaltung der Kinder genutzt werden. Viel sinnvoller sind kreative Spiele mit anderen Kindern.

Außerdem ist natürlich auch ein emotionales Gleichgewicht für die Gesundheit von besonderer Bedeutung.

Ozonbelastung

Durch die Abgase von Autos, Kraftwerken, Fabriken und Heizanlagen entsteht im Sommer vor allem in den Großstädten bei intensiver Sonneneinstrahlung in Bodennähe Ozongas. Dieses Gas ist für den Menschen schädlich. Normalerweise ist das

Ozon nur in der Ozonschicht vorhanden. Sie um-
gibt die Erde in rund 20 km Entfernung wie ein
schützender Mantel und hält auf diese Weise zuviel schädliche UV-Strahlung fern.

In Wohnräumen zerfällt das Ozon sehr schnell,
wenn es mit Tapeten, Vorhängen und Teppichen in
Berührung kommt. Außerdem wird es von den
Autoabgasen wieder abgebaut. Deshalb sinkt der
Ozonwert in den Großstädten schneller wieder ab
als auf dem Land.

Die höchsten Ozonwerte werden an sonnigen
Hochsommertagen am frühen Nachmittag ge-
messen. Bei längeren Schönwetterperioden baut
sich mehr Ozon auf als wieder ab. So erhöhen
sich die Werte also stetig. Morgens zwischen
8 und 10 Uhr sind sie am niedrigsten. In den Zei-
tungen und im Radio werden in den Sommer-
monaten immer die aktuellen Meßwerte durch-
gegeben.

Wichtig! Ab 180 Mikrogramm Ozon sollten ältere
oder abwehrschwache Menschen, Kinder und nicht
ganz Gesunde, vor allem Menschen mit Lungenpro-
blemen sowie Asthmatiker und Allergiker größere
Anstrengungen im Freien vermeiden und sich lieber
in geschlossenen Räumen aufhalten.

Durch die erhöhte Ozonbelastung können zum
Beispiel die folgenden Beschwerden hervorgerufen
werden: Kopfschmerzen, Müdigkeit, Hustenreiz,
Augenbrennen, Schleimhautreizungen, Lungen-
funktionsstörungen, Zunahme der Asthmaanfälle,
Übelkeit, Kreislaufschwäche, und Herzbeschwer-
den. Ozonschäden können klassisch homöopa-

thisch durch den Heilpraktiker oder Arzt behandelt werden.

Diese Maßnahmen sollten Sie ergreifen, um Ihr Kind vor Ozonbelastung zu schützen: an sonnigen Hochsommertagen möglichst wenig im Freien anstrengen, vor allem um die Mittagszeit. Die Kinder sollten sich wenn möglich zwischen 12 und 16 Uhr überwiegend drinnen aufhalten. Stärken Sie die Selbstheilungskräfte des Körpers, damit die Kinder das Ozon so wenig wie möglich belastet.

ANTIBIOTIKA

Antibiotika hemmen das Wachstum von Bakterien oder vernichten diese ganz. Bei Unfällen, schweren Operationen, Krankheiten unter schlechten hygienischen Bedingungen, Schwersterkrankungen und bei Infektionen, die durch naturheilkundliche Behandlung nicht beherrschbar sind, ist der Einsatz von Antibiotika oft lebensrettend. Durch diese Medikamente kann zum Beispiel auch die Infektionskette von Geschlechtskrankheiten unterbrochen werden, die früher von Generation zu Generation weitergegeben wurden.

Krankheiten, die eine Antibiotikagabe erforderlich machen, treten hauptsächlich im klinischen Bereich auf. In der normalen Kinderpraxis kommen wir meist ohne sie aus.

Durch die bis vor kurzem noch gängige prophy-
laktische Einnahme von Antibiotika auch bei leichten bakteriellen und viralen Infektionen von Kindern und Erwachsenen haben viele der Bakterien-
stämme inzwischen eine Resistenz gegen die gän-
gigen Antibiotika entwickelt. So können diese Medikamente weder bei Infektionskrankheiten noch
bei wirklich lebensbedrohlichen Situationen sicher
helfen.

Wichtig! Vermeiden Sie weitgehend die Gabe von
Antibiotika, damit die entsprechenden Medikamente Ihrem Kind im Notfall helfen können.

Außerdem ist die Einnahme bei leichten Infektionen sehr fragwürdig, da durch die Zerstörung der
Bakterien ein erheblicher Schaden im menschlichen
Körper angerichtet wird. Schließlich werden auch
die physiologischen, also die für den Körper wichtigen Bakterien im Darm und auf den Schleimhäu-
ten, die dort eine wirksame Schranke gegen Krankheitserreger bilden, vernichtet. Diese Bakterien,
die sogenannte physiologische Darmflora, haben
die Aufgabe, das Immunsystem des Darms, das
größte im Körper, zu unterstützen. Sie helfen bei
der Abwehr von Pilzen, nicht–physiologischen Bakterien und Viren und auch von körpereigenen Tu-
morzellen.
Durch die gehäufte Gabe von Antibiotika gerade im Kindesalter kann das Entstehen von
chronischen Erkrankungen, wie Neurodermitis,
Allergien, Harnwegs- und Atemwegserkrankun-
gen und einem verminderten Allgemeinbefinden
mit Resistenzschwäche, begünstigt werden. Der

kindliche Organismus kann nicht mehr mit Fieber reagieren.

Falls die Verabreichung unerläßlich ist, achten wir immer darauf, den Darm durch die gleichzeitige Gabe von Darmsymbiosepräparaten sofort wieder mit physiologischen Bakterien zu versorgen, um die schädigende Wirkung einzudämmen.

ERNÄHRUNG

Viele Erkrankungen entwickeln sich gerade im Kindesalter aufgrund falscher Ernährungsgewohn-heiten. Durch sie kommt es zu einer Verdauungs-schwäche, und das Verdauungssystem kann die Nahrung nicht mehr richtig aufspalten. Sie ist für den Körper nicht vollständig nutzbar. Besteht diese Schwäche über längere Zeit, so entwickelt sich langsam ein allgemeiner Energiemangel. Die Kinder werden infektanfällig, labil und leistungs-schwach.

Ist der Stuhlgang Ihres Kindes gut geformt, so sind Ihre Ernährungsgewohnheiten positiv zu be-werten. Wird der Stuhl zu weich oder zu hart, so ist eine Ernährungsumstellung erforderlich. Wenn diese Verdauungsstörung nicht durch die entsprechende Nahrung reguliert werden kann, entwickelt sie sich weiter, und das Kind wird krank.

»Essen ist das wichtigste Medium, um Lebenskraft und Lebensfreude zu stärken«, sagen die Chinesen.

Tips zur richtigen Ernährung

Unsere Anregungen zum Thema Ernährung beziehen sich speziell auf die Chinesische Medizin, die sehr viel Wert auf die sogenannte thermische Wirkung der Nahrungsmittel legt.

Zur Auswahl der richtigen Nahrungsmittel bietet die Traditionelle Chinesische Medizin gute und einfache Hilfestellungen. Die Chinesen bezeichnen schon seit Jahrhunderten das Essen als eine köstliche Arznei. Sie haben einfache Richtlinien und legen gerade bei Kindern sehr viel Wert auf eine ausgewogene Ernährung.

Einige Tips und Empfehlungen im Zusammenhang mit der Chinesischen Medizin möchten wir in vereinfachter und zusammengefaßter Form an Sie weitergeben, da sie sich in unserer Praxis hervorragend bewährt haben. Außerdem stellen wir Ihnen Ratschläge aus anderen, westlichen Richtungen vor, von denen wir sicher sind, daß sie zum Wohlergehen der Kinder beitragen. Das Ernährungskapitel ist also eine Zusammenfassung aus westlichem und östlichem Wissen. Da wir natürlich im Rahmen dieses Kapitels das Thema nur in groben Zügen ansprechen können, empfehlen wir Ihnen das Buch »Die Heilkraft der Traditionellen Chinesischen Medizin. Gesundheit, Glück und langes Leben« (Anhang).

Nahrungsmittel, so sagen die Chinesen, sind mehr als die Summe ihrer mikroskopisch nachweisbaren Inhaltsstoffe. Sie haben auch eine spezielle thermische Wirkung und einen Organbezug. Wir möchten in den folgenden Abschnitten hauptsächlich auf die thermische Wirkung eingehen.

Fertiggerichte, Tiefkühl- und Mikrowellenkost

Fertiggerichte, Tiefkühl- und Mikrowellenkost haben kein *Qi* mehr, das heißt, sie können dem Körper keine Energie geben. Sie verursachen einen Energiemangel im Verdauungstrakt, so daß die in der Nahrung enthaltenen Vitalstoffe, Mineralien, Enzyme und Vitamine nicht aufgenommen werden können. Wenn Kinder sich vorwiegend von solchen Gerichten ernähren, kommt es also schnell zu einem Nährstoffmangel, obwohl die Kinder genug essen. Damit wird der gesamte kindliche Organismus geschwächt.

In der Mikrowelle erhitzte Nahrung ist in ihrer Schwingung so stark verändert, daß der Körper sie nicht mehr als solche erkennen kann. Zunächst eingefrorene Nahrung wiederum bleibt nach dem Erhitzen energetisch kalt.

Durch das Einfrieren geht die Lebendigkeit des Nahrungsmittels verloren, es kann also die Lebenskraft der Kinder nicht stärken. Der Organismus kann hierbei kaum Energie gewinnen. Er muß sogar viel von seiner Energie bereitstellen, um die veränderte und denaturierte Nahrung zu verarbeiten. Außerdem bleibt die Nahrung zu lange im Verdauungstrakt liegen. Es kommt zu Fäulnis- und Gärungsprozessen, Giftstoffe und Schlacken entstehen und werden im Körper abgelagert. So wird der Boden für chronische Erkrankungen bereitet.

Die thermische Wirkung der Nahrungsmittel

Laut der Chinesischen Ernährungslehre gibt es kalte, erfrischende, neutrale, warme und heiße Nahrungsmittel. Für eine gesunde und ausgewogene Ernährung ist es notwendig, den Großteil der Nahrung aus dem neutralen Bereich zu wählen. Erfrischende und warme Nahrungsmittel sollten in kleinen Mengen dazuzugeben und mit heißen und kalten Nahrungsmitteln sparsam ergänzt werden.

Heiße Nahrungsmittel

Sie erhitzen den Körper schnell und sollten nur selten und in kleinen Mengen gegessen werden.

Zu dieser Kategorie gehören folgende Lebensmittel:

- **Fleisch**: Hammel, Lamm, Schaf, Ziege, alle gegrillten Fleischsorten
- **Kräuter/Gewürze**: Cayennepfeffer, Chili, Curry, Muskat, Nelke, Pfeffer, Piment, Sternanis, Tabasco, Fenchelsamen, Zimt
- **Getränke**: Fencheltee, Glühwein, Yogitee

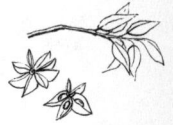

Sternanis
(Anisus stellatus)

Warme Nahrungsmittel

Diese führen dem Körper Energie und Wärme zu. Sie sollten das Essen ergänzen und im Winter häufiger als im Sommer gegessen werden.

Zu dieser Kategorie gehören folgende Lebensmittel:

- **Kräuter/Gewürze**: Essig, Petersilie, Beifuß, Kakao, Mohn, Vanille, Oregano, Rosenpaprika, Rosmarin, Thymian, Wacholderbeere

- **Getränke**: Kirschsaft, Getreidekaffee, Kaffee
- **Milchprodukte**: Schafskäse, Ziegenkäse, Ziegenmilch, Kokosmilch

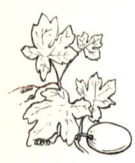

Kürbis

- **Gemüse/Obst/Nüsse/Samen**: Fenchel, Kastanie, Kürbis, Süßkartoffel, Frühlingszwiebel, Lauch, Meerrettich, Zwiebel, Aprikose, Korinthe, Pfirsich, Rosine, Süßkirsche, Pinienkerne, Pistazie, Walnuß
- **Fisch**: Aal, Forelle, Garnele, Kabeljau, Lachs, Scholle, Thunfisch, alle geräucherten Fischsorten

Neutrale Nahrungsmittel

Diese Nahrungsmittel sollten den größten Teil der Nahrung ausmachen. Sie bauen *Qi* (Energie) auf und harmonisieren den ganzen Körper. Durch Getreide werden die Toxine im Körper gebunden und dann mit Hilfe der Verdauung ausgeschieden.

Zu dieser Kategorie gehören folgende Lebensmittel:

- **Getreide**: Grünkern, Buchweizen, Amaranth, Sago, Süßreis, Hafer, Hirse, Mais, Dinkel, Weizen, Roggen, Gerste, Reis
- **Fleisch**: Kalb, Rind, Hase
- **Kräuter/Gewürze**: Safran
- **Getränke**: Maishaartee, Malzbier, Traubensaft
- **Milchprodukte**: Butter, Ei, Käse, Kuhmilch, Sahne
- **Gemüse/Obst/Nüsse/Samen**: Feldsalat, Rosenkohl, alle Kohlsorten, Erbse, Bohne, Karotte, Kartoffel, Rübe, Linse, rote Sojabohne, Dattel, Feige, Pflaume, Traube, Erdnuß, Haselnuß, Kokosnuß, Mandel, Sesam

- **Fisch:** Karpfen
- **Sonstiges:** Honig, Malz, Marzipan, Rohrzucker

Erfrischende Nahrungsmittel
Diese Lebensmittel sind die Quelle von Körpersäften und Blut. Sie sind gekocht gut verdaulich, sollten aber nicht in großen Mengen und häufiger im Sommer als im Winter gegessen werden.

Zu dieser Kategorie gehören folgende Lebensmittel:

- **Fleisch:** Ente, Gans, Pute, Truthahn
- **Kräuter/Gewürze:** Salbei, Estragon, Kresse
- **Getränke:** Brottrunk, Fruchtsaft, Hagebuttentee, Hibiskustee, Malventee, Melissentee, Pfefferminztee, Apfelsaft, Gemüsesaft
- **Milchprodukte:** Dickmilch, Frischkäse, Kefir, Sauermilch, saure Sahne, Quark
- **Gemüse / Obst / Nüsse / Samen:** Sauerkraut, Sprossen, Artischocke, Chicorée, Eisbergsalat, Endivien, grüner Salat, Löwenzahn, Olive, Radiccio, rote Rübe, Aubergine, Avocado, Blumenkohl, Brokkoli, Champignons, Chinakohl, Mangold, Paprika, Schwarzwurzel, Sellerie, Spargel, Spinat, Zucchini, Kohlrabi, Radieschen, Rettich, gelbe und schwarze Sojabohne, Kichererbse, Birne, Honigmelone, Papaya, Holunderbeere, Pampelmuse, Quitte, Apfel, Brombeere, Erdbeere, Heidelbeere, Johannisbeere, Orange, Preiselbeere, Sauerkirsche, Stachelbeere, Cashewkerne, Sonnenblumenkerne
- **Fisch:** Calamari, Tintenfisch
- **Sonstiges:** Hefe, Sauerteig, Tofu, Sojamilch,

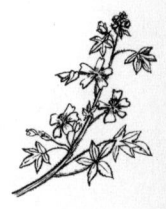

Malve
(Malva silvestris)

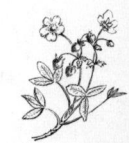

Erdbeere

Ahornsirup, Olivenöl, Sesamöl, Sojaöl, Sonnenblumenöl, Weizenkeimöl

Kalte Nahrungsmittel
Sie kühlen den kindlichen Organismus stark ab und
sollen nur in kleinen Mengen genossen werden.

Zu dieser Kategorie gehören folgende Lebens-
mittel:
- **Kräuter/Gewürze:** Salz, Miso, Sojasauce
- **Getränke:** Mineralwasser, grüner Tee, schwar-
  zer Tee
- **Milchprodukte:** Joghurt
- **Gemüse/Obst/Nüsse/Samen:** Mungobohnen-
  sprosse, Sauerampfer, Gurke, Banane, Kaki,
  Mango, Wassermelone, Tomate, Ananas, Kiwi,
  Rhabarber, Zitrone
- **Fisch:** Austern, Kaviar
- **Sonstiges:** Algen

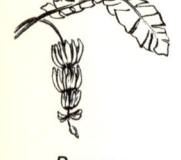

Banane

ALLGEMEINE ERNÄHRUNGSTIPS

Sie sollten sich bei Ihrer Ernährung an den frischen
Nahrungsmitteln orientieren, die zur jeweiligen
Jahreszeit in Ihrem Land angeboten werden. In
südlichen Ländern ist es also völlig in Ordnung,
auch im Winter Tomaten, Orangen und Gurken zu
essen, da sie dort um diese Jahreszeit auch noch
wachsen, sowie schwarzen Tee und Pfefferminztee
zu trinken. Bei uns sollten Sie im Winter aber lieber mehr Kohl, Eßkastanien, Walnüsse und warme

Gewürztees (wie Lebkuchen- und Yogitee) essen und trinken.

Wichtig! Kinder sollten generell wenig Südfrüchte wie Bananen, Orangen, Kiwis, Gurken, Melonen und Tomaten zu sich nehmen. Statt dessen geben Sie Ihnen lieber Äpfel und Birnen.

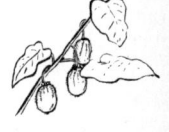

Kiwi

Eine warme Mahlzeit täglich ist ganz wichtig. Sie sollte möglichst aus Getreide und weiteren Zutaten bestehen. Bananen und Joghurt sind besonders im Winter für die Ernährung von Säuglingen und Kleinkindern völlig ungeeignet, da sie viel zu kalt sind.

Obst geben Sie Ihren Kindern am besten leicht erwärmt. Sie sollten es schälen, kleinschneiden, kurz kochen, mit Zimt würzen und bei Bedarf mit Honig oder Rübensirup süßen. Geben Sie Obst nicht als Hauptmahlzeit.

Eis kühlt den Körper völlig aus und führt im Sommer oft zu Durchfällen. An besonders heißen Tagen kann natürlich jedes Kind ein Eis essen.

Gerade im Sommer kommt es bei Kindern oft zu Durchfällen, weil das Verdauungssystem durch zuviel plötzliche Kälte aus der Nahrung geschwächt wird. Dazu können Eis, Obst, kalte Getränke und Salate führen. Achten Sie also nach Möglichkeit darauf, daß die Kinder auch im Sommer thermisch neutrale und warme Nahrungsmittel essen, damit sie auch einmal etwas Eiskaltes gut vertragen.

Bei allen allergischen Reaktionen der Kinder liegt immer auch eine Energieschwäche des Verdauungssystems vor. Lebensmittel wie Joghurt, Milch und Milchprodukte kühlen den Körper aus und

führen zu Verschleimung. Sie begünstigen also
chronischen Husten, Schnupfen und Ohrenentzündungen.

Stillen

Durch das Stillen entsteht eine elementare Beziehung zwischen Mutter und Kind, die auf Gegensei-
tigkeit beruht. Stillen fördert auch die Rückbildung
der Gebärmutter und ist einfach, zeitsparend und
billig.
Kinder, die gestillt wurden, bekommen weniger Infekte und überstehen diese leichter. Spezifische Im-
munglobuline und unspezifische Immunfaktoren
schützen das Kind vor Erregern und stimulieren
gleichzeitig die Infektabwehr des Babys. So wird
auch die Allergieanfälligkeit der Kinder verringert.
Gegen gefährliche Verdauungsstörungen und Darm-
entzündungen sind gestillte Kinder weitgehend ge-
schützt, da Muttermilch genau die richtige Nahrung
für Babys ist. Ihre Nährstoffzusammensetzung ist
dem Verdauungssystem des Säuglings optimal an-
gepaßt.
Wenn möglich sollten Sie ungefähr 5 Monate lang
voll stillen. Ab dem 9. oder 10. Monat können Sie
dann dazufüttern und langsam abstillen.
Falls Sie nicht stillen können, empfehlen wir Stuten-
milch, Reismilch, Sojamilch, Milch aus Mandelmus
oder Rohmilch.

Sie sollten Ihrem Säugling keine normale Kuhmilch
geben, da Babys oft allergisch darauf reagieren.

Getränke für Babys

Als Getränke eignen sich Leitungswasser und kohlensäurefreies Mineralwasser. Sie sollten sich eine Analyse Ihres Leitungswassers beschaffen, um die Schadstoffbelastung (besonders durch Nitrat) zu erfahren. Gut bekömmlich sind auch Tees mit Rübensirup, Ahornsirup, Melasse, Honig oder Milchzucker gesüßt, die zimmerwarm getrunken werden. Besonders zu empfehlen ist Maishaar- oder Fencheltee.

Nuckelflaschen mit gesüßten Getränken (auch mit Honig gesüße) oder Fruchtsäften sind für Babys nicht geeignet, sie können Karies verursachen.

Milch ist ein Nahrungsmittel und deshalb nicht als Getränk zu rechnen. In großen Mengen getrunken, kühlt sie den Körper aus und führt zu Verschleimung.

Getränke für Kinder

Grundsätzlich sind die gleichen Getränke wie für Babys geeignet, außerdem mit Wasser oder Tee verdünnte Fruchtsäfte. Wenn Sie mit Honig süßen, so geben Sie diesen erst in den Tee, wenn er etwas abgekühlt ist, da sonst die wertvollen Inhaltsstoffe des Honigs verlorengehen. Der Tee sollte am besten zimmerwarm getrunken werden. Es eignen sich Maishaartee, Apfelschalentee, Hagebuttentee, Malventee, Himbeer- oder Brombeerblättertee. Die Tees können Sie mit etwas Zitronen- oder Apfelsaft abschmecken.

Leitungswasser/Mineralwasser/Tee

Mineralwasser hat oft zu viele Mineralien beziehungsweise zuviel Salz und ist thermisch kalt. Deshalb sollte es höchstens in kleinen Mengen getrunken werden. Wenn Ihr Leitungswasser schadstoffarm ist, sollten Sie es am besten 5–10 Minuten köcheln lassen und dann warm oder kalt trinken.

Vermeiden Sie es, Ihrem Kind Getränke aus dem Kühlschrank zu geben. Sie kühlen den Verdauungstrakt zu sehr aus, so daß dieser nicht mehr ausreichend Energie zur Verdauung zur Verfügung hat.

Verzichten Sie auch auf das Trinken beim Essen, da sonst die Magensäure zu sehr verdünnt wird und folglich die Nahrungsmittel nicht richtig aufspalten kann. Außerdem ist sonst der Bauch mit Flüssigkeit angefüllt, und die Kinder haben keinen Appetit mehr.

Folgende Getränke sollten sie vermeiden, da sie zuviel Zucker enthalten: Limo, Cola oder Spezi, Eistee und Kakaogetränke. Auch pur getrunkene Fruchtsäfte sind aufgrund des hohen Säuregehalts nicht geeignet.

Zucker und Süßigkeiten

Zucker raubt dem Körper Nährstoffe, Mineralien und Vitamine, er verursacht starke Schwankungen des Blutzuckerspiegels und begünstigt das Entstehen von Diabetes. Durch ihn wird im Mundraum ein Milieu für Bakterien bereitet und damit das Entstehen von Karies gefördert. Zucker bringt die natürliche Darmflora aus dem Gleichgewicht, was zu Darmpilzen und Hauterkrankungen führen kann. Süßigkeiten sind thermisch kalt, das bedeutet, daß sie den kindlichen Organismus auskühlen. Es besteht sogar eine Suchtgefahr, da der Energiespiegel nach dem Essen von Zucker 20–60 Minuten lang hoch ansteigt. Dann aber fällt er weit unter das Ausgangsniveau ab und verursacht so erneute Lust auf Zucker.

Kinder brauchen den süßen Geschmack (nicht den Zucker), um ihr Verdauungssystem zu kräftigen und den Körper voll zu entwickeln. Der süße Geschmack baut Energie auf und entspannt Körper und Geist. Je stärker das Bedürfnis nach Süßem ist, desto mehr Energie benötigt der Körper gerade. In der Chinesischen Medizin spricht man von einem Milz-Qi-Mangel.

Damit Sie dem Verlangen Ihres Kindes nach Süßem nachgeben können, ist es wichtig, einen Vorrat an gesunden süßen Nahrungsmitteln daheim zu haben. Wir empfehlen in unserer Praxis Fruchtschnitten, Sojadessert, Müsliriegel (ohne Zucker), Studentenfutter oder Trockenobst (wie Rosinen, Datteln, Aprikosen, Feigen, Apfelringe, Birnen). Außerdem wird das Bedürfnis nach Süßem durch kohlehydratreiche Nahrung wie beispielsweise Kartoffeln, Nudeln, Getreide aller Art, Reis und Brot gestillt.

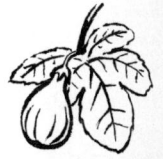

Feige

Rezepte für die Kinderernährung

An dieser Stelle möchten wir Ihnen einige Rezepte vorstellen, die sich für die Kinderernährung gut eignen. Außerdem erhalten Sie Hinweise, wann den Kindern welche Nahrungsmittel besonders gut bekommen.

Chinesische Reissuppe/Reisschleim

Empfehlenswert für alle Kinder, besonders für die in der Rekonvaleszenz, und kranke Kinder. Der Aufbau des Organismus, der Knochen und Muskulatur wird unterstützt sowie die Beruhigung des Verdauungstraktes gefördert.
Reisschleimsuppe ist der Zusammensetzung der Muttermilch sehr ähnlich und deshalb auch für Babys geeignet.

Rezept
1 Teil ungebleichter Naturreis mit 6 Teilen Wasser 4–6 Stunden bei geschlossenem Deckel leise köcheln lassen, danach durch ein grobes Sieb streichen (für Babys durch ein feineres Sieb), 3–4 Tropfen Weizenkeimöl dazugeben.

Maishaartee

Maishaartee kann als einziger Tee über Jahre hinweg von der ganzen Familie getrunken werden, da er thermisch neutral ist. Er hat eine beruhigende und harmonisierende Wirkung, so kann jedem körperlichem Ungleichgewicht vorgebeugt werden.

Rezept

2 Eßlöffel Tee mit 1 Liter kochendem Wasser überbrühen, ungefähr 10 Minuten ziehen lassen, abseihen. Warm trinken, eventuell mit warmen Gewür-
zen verfeinern und mit Honig oder Rübensirup
süßen.

<u>Frühstück</u>

Geben Sie dem Kind Vollkornbrot mit Samba oder
Nußaufstrich aus dem Reformhaus.
Haferflocken machen gute Laune und steigern den
Antrieb und die Aktivität. Sie sind nicht für ausge-
sprochen unruhige Kinder geeignet.

Rezept

Haferflocken mit etwas Butter anrösten, mit Wasser aufgießen, mit Zimt, Ingwer, Kardamom oder
Nelken und einer Prise Salz würzen, einige Minuten leicht köcheln und quellen lassen, mit Rosinen,
kleingeschnittenen Feigen oder Aprikosen, Äpfeln
oder Birnen und einigen Nüssen verfeinern, bei
Bedarf mit Rübensirup, Ahornsirup oder Honig
süßen. Warm essen.

<u>Polenta</u>

Polenta eignet sich gut für die schnelle Küche, da
man sie für einige Tage vorkochen kann.

Rezept

Polenta in heiße Milch oder heißes Wasser ein-
rühren und einige Minuten quellen lassen. Mit
Früchten (Äpfeln, Aprikosen, Feigen, Pfirsichen,

Pflaumen, Birnen, sonstiges einheimisches Obst) und Nüssen verfeinern, mit Honig, Rüben- oder Ahornsirup süßen. Warm essen.

Zwischenmahlzeiten

Für den kleinen Hunger zwischendurch empfehlen wir Ihnen Obstwaffeln, Honigwaffeln, Fruchtschnitten, Reiswaffeln, Müsliriegel oder einheimisches Obst.

PFLEGE DES KRANKEN KINDES

Das Kind braucht in dieser Zeit besonders viel Sicherheit und Geborgenheit. Am besten ist es natürlich, wenn es von der Mutter beziehungsweise von der Hauptbezugsperson versorgt wird. Ist das nicht möglich, so kann auch eine andere, für das Kind wichtige Bezugsperson die Pflege übernehmen.
Bei der liebevollen Pflege der kranken Kinder intensiviert sich die Beziehung der Eltern oder sonstigen pflegenden Personen zu dem Kind sehr. Für alle Beteiligten ist das eine wichtige Zeit des Lernens. Es entwickelt sich eine neue Sicherheit und mehr Vertrauen.
Wenn Ihr Kind aufgrund eines Notfalls in ein Krankenhaus aufgenommen werden muß, so sollten Sie als Mutter oder Vater nach Möglichkeit bei dem Kind bleiben. Dies ist wichtig, damit das Kind in der fremden Umgebung mit fremden Menschen von Ihnen unterstützt und beschützt werden kann und sich nicht einsam fühlt.

Manche Kinder brauchen, wenn sind krank sind, besonders viel Nähe und Zuwendung, andere benötigen mehr Ruhe und Raum für sich selbst.

Gehen Sie nach Möglichkeit auf die besonderen Bedürfnisse Ihres Kindes ein. Wenn das Kind Nähe braucht, so bringen Sie es an einem ruhigen Platz in Ihrer Nähe unter (Wohnzimmer, Küche), so daß Sie etwas tun können, das Kind aber nicht allein ist und trotzdem Ruhe hat.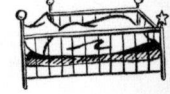
Verzichten Sie auf Ablenkungen wie Fernsehen, Computerspiele und Kassettenanhören. Kranke Kinder brauchen Ruhe. Auch Geschichten sind erst für die Rekonvaleszenzzeit geeignet.

Schlaf ist das beste Heilmittel bei jeglicher Art von Krankheit. Deshalb sollte das Kind zwischendurch wieder ins Bett gehen.

Außerdem sind kranke Kinder oft licht- und geräuschempfindlich. Achten Sie deshalb darauf, daß das Kind nicht im grellen Licht sitzt, daß die Sonne ihm nicht in die Augen scheint und daß Sie eventuelle laute Arbeiten auf später verschieben.
Ab und zu sollten Sie frische Luft ins Zimmer lassen, wobei die Kinder dabei gut warm gehalten werden müssen. Auch Duftlampen oder Duftbrunnen sind sehr angenehm für das Kind. Sie reinigen und befeuchten die Luft und sind je nach Duft erfrischend, beruhigend oder aufheiternd. Benutzen Sie bitte reine ätherische Öle, geben Sie immer nur 1–2 Tropfen des jeweiligen Öls in die Duftlampe, und lassen Sie diese weder unbeaufsichtigt noch ständig brennen.

Während der Rekonvaleszenz benötigt Ihr Kind noch besondere Aufmerksamkeit und Pflege. Wenn die Körpertemperatur wieder normal ist und die Symptome verschwunden sind, sollte sich das Kind trotzdem noch einige Tage schonen. Dabei ist es wichtig, daß es noch einen Tag im Bett bleibt und danach langsam stundenweise aufsteht. In den ersten Tagen sollte Ihr Kind mittags schlafen und abends früh ins Bett gehen. Große Aufregungen wie Kindergeburtstage sollten vermieden und Besuche von Freunden nur in Maßen zugelassen werden.

Ist das Kind wieder völlig gesund, sollten Sie das Bett frisch beziehen, einen neuen Schlafanzug bereitlegen, eventuell das Zimmer putzen und gründlich lüften, damit die Krankheit offiziell beendet ist. Auch die Ernährung sollte langsam wieder zur Normalkost übergehen. Oft kommt es bei Magen-Darm-Erkrankungen zu Rückfällen, weil die Kinder zu früh wieder das essen, worauf sie Lust haben.

Ernährung kranker Kinder

Fiebernde Kinder haben meist keinen Appetit, dem sollten Sie ruhig nachgeben. Verlieren die Kinder während des Fiebers etwas an Gewicht, so nehmen sie in der Rekonvaleszenz normalerweise schnell wieder zu.

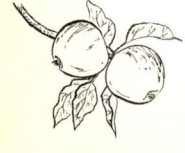

Apfel

Wichtig ist, daß die Kinder viel trinken. Hierzu eignen sich besonders verdünnte Obstsäfte (zum Beispiel Apfel-Trauben-Saft), 5 Minuten lang abgekochtes Wasser und Kräutertees. Lindenblüten-

und Holundertee sind immer gut, eventuell kommen auch Kamillen- oder Ginsengtee in Frage, gegebenenfalls mit Honig gesüßt.

Geben Sie dem Kind weder Milch oder Milchprodukte noch Süßigkeiten.
Falls das Kind doch hungrig wird, sind Reisschleim, Getreideschleim, geriebener Apfel, Vollkornzwieback, Vollkornknäckebrot, Karottensuppe nach Dr. Mommsen, leichte Gemüsesuppe oder Sanddornsaft als besonders verträglich zu empfehlen.

**Rezept Karottensuppe
nach Prof. Dr. med. Mommsen**
500 g Karotten schälen und zerkleinern, mit 1 Liter Wasser ungefähr $\frac{1}{2}$ Stunde lang weich kochen. Dann die Karotten durch ein Haarsieb streichen und mit Wasser oder Gemüsebrühe auf 1 Liter auffüllen, eine Prise Meersalz dazugeben.
Von dieser Suppe dürfen die Kinder essen, soviel sie wollen.

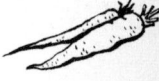

Karotte

Weitere Behandlungs- möglichkeiten

Colonmassage

Die Colonmassage wird bei Stuhlschwierigkeiten, Trägheit des Darms, Verstopfung und Blähungen angewendet.

Durch eine leichte Massage des gesamten Darms wird die sogenannte Darmperistaltik, die Muskulatur des Darms, angeregt. Dadurch bewegt sich der Darminhalt in Richtung des Darmausganges.

Eine weitere Wirkung der Colonmassage ist die Anregung des Lymphsystems im Bauchraum.

Indikationen
- Verdauungsprobleme aller Art
- Blähungen
- Verstopfung
- Achtung: bei Durchfall in die Gegenrichtung massieren.

Anwendung
Beginnen Sie mit der Massage Ihres Kindes im Bereich des rechten Hüftkammes, machen Sie kleine sanft kreisende Bewegungen nach oben bis unter den Rippenbogen. Folgen Sie diesem mit kreisenden Bewegungen und massieren dann wieder nach unten in Richtung linker Hüftkamm.

Massieren Sie Kreis für Kreis. Verweilen Sie am

Anfang jedes neuen Kreises für einige Sekunden mit leichtem Druck, um dann in einer fließenden Bewegung weiter zu massieren. Die Massage wird mehrere Male wiederholt. Wenden Sie die Colonmassage ein- bis zweimal pro Tag in einem warmen Raum an. Zum Massieren eignen sich Oliven-, Melissen- oder Malvenöl.

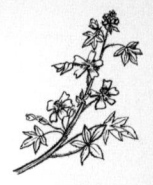

Malvenblätter
(Malva silvestris)

EINLAUF

Wenn das fiebernde Kind nicht mindestens einmal pro Tag Stuhlgang hat, sollte ein Einlauf gemacht werden. Auch bei geringer Nahrungsaufnahme sollte es einmal täglich Stuhlgang haben, da der Darm nicht nur Nahrungsreste ausscheidet, sondern auch Stoffwechselreste und körpereigene Gewebereste. Diese bleiben bei mangelnder Stuhlentleerung im Darm und belasten durch die sich bildenden Giftstoffe den Körper zusätzlich.

Der Einlauf entgiftet und entschlackt den ganzen Körper, er bringt sofort Erleichterung.

Indikationen
• Fieber
• Magen-Darm-Störungen
• Verstopfung

Anwendung
Benutzen Sie einen Klistierballon oder Irrigator aus der Apotheke.
Legen Sie ein Handtuch und Zellstoff oder eine

Windel zum Schutz ins Bett, da meist etwas von der Flüssigkeit daneben geht.

Ihr Kind sollte bequem auf dem Rücken oder auf der Seite liegen. Sagen Sie ihm genau, was Sie machen, dann ist der Einlauf nicht so unangenehm.

Füllen Sie das Gummiklistier oder den Irrigator mit lauwarmem Kamillentee oder Wasser.

2–3jährige: $^1/_4$ bis $^1/_2$ Liter (4–6 Klistierbällchen)

4–6jährige: $^3/_4$ Liter (ungefähr 12 Klistierbällchen)

Fetten Sie die Spitze ein, und führen Sie diese sanft in den After ein. Entleeren Sie die Flüssigkeit in den Darm. Das Kind soll die Flüssigkeit so lange wie möglich halten und dann auf den vorbereiteten Topf oder Eimer entleeren. (Der Weg zur Toilette ist meist zu weit.)

Ein Einlauf kann bis zu viermal täglich wiederholt werden.

WOHLTUENDE WICKEL

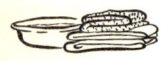

Das Auflegen von Wickeln sollten Sie vor der Anwendung bei kranken Kindern geübt haben, damit Sie im »Notfall« schnell handeln können.

Für die Wickel brauchen Sie:
- 1 oder 2 Innentücher aus Seide, Baumwolle (Taschentuch, Windel) oder Leinen (Geschirrtuch)
- 1 Außentuch aus Wolle (Wollschal, Wolldecke)
- Eventuell Rohwolle, um die Wärme zu halten
- Eventuell eine Wärmflasche zum Anwärmen und Warmhalten
- Einen warmen Raum

Die Kinder sollten während des Wickelns gut zugedeckt sein, auch die Schultern oder Füße müssen
warm sein. Wickel müssen straff anliegen, so daß
keine Luft an den Körper kommt.

Kühler Wickel mit Calendula-Essenz

Indikationen
- Bei Verletzungen zur Wundreinigung
- Um verklebte Verbände abzulösen
- Bei Sonnenbrand, Verbrennungen, Insektensti-
  chen

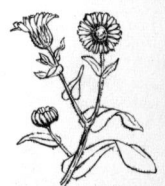

Wirkung
- Kühlend
- Reinigend
- Entzündungshemmend, fördert Wundheilung

Ringelblume
(Calendula)

Anwendung
1 Eßlöffel Calendula-Essenz mit 10 Eßlöffeln kühlem Wasser verdünnen, Innentuch mit der ver-
dünnten Essenz tränken, nicht zu feucht, auswringen, auf die betroffene Stelle legen, eventuell mit
Wolltuch oder zweitem Baumwolltuch befestigen.

Dauer der Anwendung
- Stündlich wechseln, einige Male anwenden

Brustwickel mit ätherischem Lavendelöl

Indikationen
- Husten, Bronchitis

Wirkung
• Duftet gut und beruhigt

Anwendung
1–2 Tropfen ätherisches Lavendelöl mit 10 Teelöffeln Oliven- oder Sonnenblumenöl mischen, Seidentuch oder dünnes Baumwolltuch auf der Heizung oder der Wärmflasche anwärmen, tropfenweise 1–2 Teelöffel der angewärmten Mischung darauf geben. Dann das Tuch rasch vom Rücken aus über die Brust des Kindes wickeln, so warm, wie es dem Kind angenehm ist. Mit Wolltuch oder Wollschal befestigen.

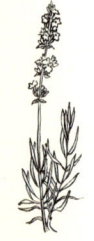

Lavendel
(Lavandula)

Dauer der Anwendung
Tagsüber 30 Minuten. Wenn Sie den Wickel abends machen, kann er bis zum nächsten Morgen liegenbleiben. Das Innentuch können Sie so lange wieder benutzen, wie es gut riecht. Zwischen den Anwendungen heben Sie es am besten in Alufolie oder in einem sauberen, verschließbaren Glas auf, so bleibt der Duft des ätherischen Öles erhalten.

Zwiebelwickel

Indikationen
• Ohrenschmerzen
• Insektenstiche

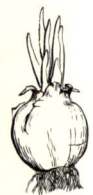

Zwiebel
(Allium cepa)

Wirkung
• Zieht Krankheitsstoffe an
• Reinigend
• Regelt Stoffwechselprozesse

- Schleimlösend
- Schmerzlindernd

Anwendung

$1/2$–1 Zwiebel kleinschneiden, auf ein Seiden- oder Baumwolltuch geben, zerquetschen und erwärmen. Dies geht am besten auf einem umgedrehten Topfdeckel über einem Topf mit kochendem Wasser oder auf Pergamentpapier, das Sie auf einer Wärmflasche erwärmen. Binden Sie den Wickel zu, legen Sie ihn auf das schmerzende Ohr, falls nötig befestigen Sie ihn mit einem Wollschal, Stirnband oder einer Mütze. Eventuell mit einer kleinen, nicht zu heißen Wärmflasche warmhalten.

Dauer der Anwendung

- Mehrmals täglich

Zwiebelsäckchen

Indikationen

- Für Babys und Kinder mit verstopfter Nase und Husten. Sie reagieren besonders gut auf das Zwiebelsäckchen und schlafen nachts leichter, weil das Säckchen ihre Nase befreit.

Wirkung

- Schleimlösend

Anwendung

- $1/2$–1 Zwiebel kleinschneiden, auf ein Seiden- oder Baumwolltuch geben, zerquetschen, zubinden, nahe dem Kopf des Kindes aufhängen.

Dauer der Anwendung
- Über Nacht hängen lassen

Zwiebelsocken

Indikationen
- Grippaler Infekt
- Schnupfen
- Fieber
- Ohrenschmerzen
- Nasennebenhöhlenentzündungen

Wirkung
- Ziehen Krankheitsstoffe an
- Reinigend
- Regeln Stoffwechselprozesse
- Schleimlösend
- Schmerzlindernd
- Über die Reflexzonen an den Füßen können die Zwiebelsocken ihre Wirkung auf den ganzen Körper entfalten.

Anwendung
- Pro Fuß 1–2 Zwiebeln kleinschneiden, auf Seiden- oder Baumwolltücher geben, zerquetschen, auf einem umgedrehten Topfdeckel oder auf Pergamentpapier auf einer Wärmflasche erwärmen, auf die Fußsohle legen, so daß die Zwiebeln auf der Haut sind, Wollsocken darüber ziehen, Füße warm halten.

Dauer der Anwendung
- Das Kind sollte die Zwiebelsocken über Nacht tragen.

Kamillekissen

Indikationen
- Zum Einschlafen bei Schlafstörungen
- Bei Kopfschmerzen
- Zum allgemeinen Wohlbefinden

Wirkung
- Beruhigt und hilft beim Einschlafen
- Lindert Schmerzen
- Ist allgemein wohltuend

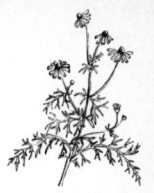

Kamille
(Chamomilla)

Anwendung
- 1 Handvoll getrocknete Kamillenblüten auf ein Seiden- oder Baumwolltuch geben, einschlagen oder in einen kleinen Kissenbezug (25 x 30 cm) stecken, zwischen 2 Wärmflaschen oder auf der Heizung erwärmen, auf die schmerzende Stelle legen, eventuell mit Rohwolle oder Wolltuch befestigen, eventuell warmhalten. Oder einfach aufs Kopfkissen legen.

Dauer der Anwendung
- Entfernen, wenn es nicht mehr als angenehm empfunden wird. Mehrmals täglich wiederholen, kann über Nacht liegen bleiben.

Kühler Wadenwickel

Indikationen
- Fieber mit Unruhe
- Gliederschmerzen
- Schlafstörungen
- Allgemeine Unruhe

Wirkung

Durch den Kältereiz kommt es zu einer plötzlichen Gefäßverengung mit anschließender Gefäßerweiterung. Dadurch wird

- der gesamte Stoffwechsel angeregt,
- das Nervensystem beruhigt,
- der Körper gereinigt und entgiftet und
- das Fieber gesenkt.

Anwendung

- Nur bei gänzlich warmem Körper anwenden, auch die Füße und Hände müssen warm sein. Der Wadenwickel soll von den Fußgelenken bis zur Kniekehle gehen.
- Nehmen Sie kühles, aber nicht zu kaltes Wasser, sonst erschrecken die Kinder. Geben Sie eventuell einen Spritzer Essig oder Zitronensaft dazu. Dünne Baumwolltücher oder dünne, lange Baumwollsocken darin eintunken, auswringen, straff über die Waden wickeln, mit Woll- oder dicken Baumwolltüchern (zum Beispiel Handtüchern) oder mit dicken langen Wollsocken straff befestigen.

Dauer der Anwendung

- Ungefähr 10–20 Minuten, mindestens dreimal wiederholen

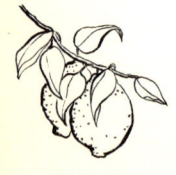

Zitrone

Zitronenwickel für den Hals

Indikationen

- Halsschmerzen
- Mandelentzündung

Wirkung
- Zusammenziehend
- Unterstützt das Abschwellen bei Entzündungen

Anwendung
- Der Wickel kann heiß oder kalt angewandt werden.
- 1 ungespritzte Zitrone waschen, in 4–6 Scheiben schneiden, diese nebeneinander auf ein Baumwolltuch legen, einschlagen, zerdrücken, so daß der Saft austritt, Wickel vorn um den Hals legen, so daß die Halswirbelsäule frei bleibt, mit Wollschal befestigen.
- Alternativ können Sie den Saft einer $\frac{1}{2}$ unbehandelten Zitrone in einen knappen Viertelliter kaltes oder heißes Wasser geben, ein dünnes Baumwolltuch im Zitronenwasser tränken, gut auswringen, so um den Hals legen, daß die Halswirbelsäule frei bleibt, mit einem Wollschal befestigen.

Wichtig! Testen Sie bei heißen Wickeln zuerst die Temperatur, da die Haut am Hals sehr empfindlich ist.

Dauer der Anwendung
- Bei eventuell auftretendem Juckreiz entfernen, ansonsten 20–30 Minuten liegen lassen, dreimal täglich anwenden

Zitronenwickel für die Brust

Indikationen
- Husten, Bronchitis

Wirkung
- Zusammenziehend
- Unterstützt das Abschwellen bei Entzündungen
- Schleimlösend

Anwendung
- Heiß als Brustwickel anwenden
- Den Saft einer $1/2$ unbehandelten Zitrone in etwa $1/4$ Liter heißes Wasser geben, ein dünnes Baumwolltuch im Zitronenwasser tränken, gut auswringen, im Brustbereich auf den Rücken legen, mit einem Wollschal oder Tuch straff befestigen.
- Schultern der Kinder warmhalten, sonst erkälten sich die Kinder, während der Wickel aufliegt, leicht.

Wichtig! Erst die Temperatur auf Hautverträglichkeit testen!

Dauer der Anwendung
- Bei eventuell auftretendem Juckreiz entfernen, ansonsten 30–45 Minuten liegenlassen, dreimal täglich anwenden

Heißer Bauchwickel mit Kamille

Indikationen
- Magen-Darm-Krämpfe, Bauchweh
- Blähungen, Dreimonatskoliken
- Verdauungsschwäche
- Schlafstörungen
- Nervosität, Unruhe, Streß

Wirkung
- Desinfizierend, entzündungshemmend
- Krampflösend
- Fördert die Wundheilung
- Regt den Stoffwechsel an
- Wärmend
- Lindert Schmerzen
- Beruhigt allgemein

Anwendung
- 1–2 Eßlöffel Kamillenblüten mit 1 Liter kochendem Wasser übergießen, 5–10 Minuten zugedeckt ziehen lassen, ein Baumwolltuch darin tränken. Dazu rollen Sie das Baumwolltuch klein zusammen, legen es in ein größeres Handtuch. Dieses lassen Sie so in den Kamillentee sinken, daß die Enden des Handtuchs frei bleiben. An diesen Enden fassen Sie nun das Tuch, drehen Sie die Enden zusammen, und wringen Sie so beide Tücher aus, ohne sich dabei die Finger zu verbrennen. Testen Sie nun die Wärme des Innentuchs am Bauch. Wenn diese gut vertragen wird, so legen Sie das Innentuch straff auf den Bauch des Kindes, und befestigen Sie es mit einer Wolldecke. Um den Wickel länger warm

zu halten, können Sie eine nicht zu heiße, flach
gefüllte Wärmflasche auf das äußere Tuch legen.

Wichtig! Der Wickel wird oft zu heiß aufgelegt, testen Sie auf jeden Fall vorher die Temperatur.

Dauer der Anwendung
* Ungefähr 15–30 Minuten, solange der Wickel
  angenehm warm ist
* Sind die Kinder eingeschlafen, so kann dieser
  auch über Nacht liegen bleiben.

Quarkwickel

Indikationen
* Entzündungen aller Art
* Halsweh, Heiserkeit
* Kopfschmerzen
* Sonnenbrand
* Insektenstiche

Wirkung
* Leitet den Milchsäureprozeß ein
* Wirkt anziehend auf Entzündungsstoffe
* Regt die Durchblutung an
* Abschwellend
* Schmerzlindernd
* Kühlend

Anwendung
* Am leichtesten läßt sich Magerquark verwenden. Wenden Sie den Quarkwickel nur an, wenn
  das Kind nicht friert.

- Quark $\frac{1}{2}$ cm dick auf ein Baumwoll-Innentuch streichen, Tuch einschlagen, eventuell zwischen 2 Wärmflaschen auf Zimmertemperatur anwärmen, auf die betroffene Stelle legen, so daß zwischen Haut und Quark nur eine Schicht Tuch ist, mit einem Wolltuch befestigen.

Dauer der Anwendung
- Bei akuten Entzündungen nach 20 Minuten oder wenn der Wickel eingetrocknet ist, abnehmen. Gegebenenfalls können Sie den Wickel mehrmals erneuern.
- In allen anderen Fällen können Sie den Quarkwickel 1–2 Stunden liegen lassen.

Augentrost-Wickel

Indikationen
- Ermüdungserscheinungen der Augen
- Gerstenkorn
- Bindehautentzündung
- Heuschnupfen mit tränenden Augen
- Lidrandentzündungen
- Augenverletzungen

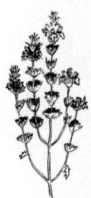

Augentrost
(Euphrasia)

Wirkung
- Hemmt entzündliche Reaktionen der Schleimhäute
- Schmerzlindernd

Anwendung
- $\frac{1}{2}$ Teelöffel getrockneten Augentrost kalt in $\frac{1}{4}$ Liter Wasser ansetzen, erwärmen, 5–10 Mi-

nuten kochen lassen, 2–3 Minuten ziehen lassen, abseihen, abkühlen lassen, in Augengröße gefaltete Taschentücher aus Baumwolle eintunken, ausdrücken, auf die Augen legen.

Dauer der Anwendung
- 10 Minuten oder länger liegen lassen, zwei- bis dreimal pro Tag wiederholen, dabei immer frischen Tee verwenden

Heilerde-Wickel

Indikationen
- Insektenstiche
- Verstauchung
- Unreine, fette Haut
- Furunkel, Abszesse

Wirkung
- Entzieht dem Körper Hitze und Flüssigkeit
- Desinfiziert
- Beseitigt schlechten Geruch
- Entfettet
- Absorbiert Entzündungsstoffe

Anwendung
- Heilerde kann mit einem Schuß Obstessig, mit 1–2 Tropfen ätherischem Öl (am besten Lavendelöl) oder mit Kräuterauszügen (zum Beispiel aus Kamille) je nach gewünschter Wirkung gemischt werden.
- Die Heilerde mit Wasser anrühren, bis ein dickflüssiger Brei entsteht. $1/2$–1 cm dick auf ein dün-

nes Baumwolltuch streichen (je mehr der Heilerde-Wickel kühlen soll, desto dicker auftragen), Tuch einschlagen, auf die betreffende Stelle
so legen, daß zwischen Heilerde und Haut nur
eine Schicht Tuch ist. Mit einem zweiten Baumwolltuch befestigen.
- Alternativ können Sie den Heilerdebrei direkt
auf die Haut auftragen, an der Luft trocknen lassen oder mit einem Tuch feucht halten. Diese
Methode eignet sich vor allem bei Akne und
Furunkeln.

Dauer der Anwendung
- 1–2 Stunden, bis die Heilerde warm oder
trocken ist. Danach die Haut eincremen oder
einölen.

Retterspitz-Wickel mit »Retterspitz äußerlich«

Indikationen
- Verstauchungen, Prellungen, Quetschungen, Blut-
ergüsse, Verrenkungen
- Mittelohrentzündung
- Mandelentzündung
- Bindehautentzündung
- Gerstenkorn

Wirkung
- Abschwellend
- Schmerzlindernd
- Kühlt Hitze, fiebersenkend
- Entgiftend
- Durchblutungsfördernd

Anwendung

• Schütteln Sie die Flasche mit dem »Retterspitz
  äußerlich« vor dem Gebrauch gut durch. Baumwolltuch in frischem kühlem Wasser befeuchten,
  auswringen, das feuchte Tuch mit Retterspitz be-
  spritzen, bis das Tuch gut feucht, aber nicht naß
  ist. Dann wird es auf die jeweilige Körperstelle
  gelegt und mit einem Wolltuch oder -schal befe-
  stigt.

Dauer der Anwendung

• Ungefähr 1 $\frac{1}{2}$ Stunden
• Wenn die Kinder einschlafen, können Sie den
  Wickel auch länger, sogar über Nacht liegen lassen.
• Wird der Wickel vor der angegebenen Zeit
  heiß, zum Beispiel bei Fieber oder Entzündungen, kann er schon früher gewechselt werden.

ANWENDUNG DER ALTERNATIVEN HEILMITTEL

INDIKATIONEN DER HOMÖOPATHISCHEN MITTEL

Aconitum (Blauer Eisenhut) C 30

* Schock durch Schreck, Angst, Panik, Schock auch in Verbindung mit allen Verletzungen (wie zum Beispiel Verstauchungen, Brüchen, Verrenkungen), Augenverletzungen, Verbrennungen, Ohnmacht, Bewußtlosigkeit durch Schreck, Gehirnerschütterung mit großem Schock, plötzlich auftretende Kreislaufschwäche, Kopfschmerzen, akute Ohrenschmerzen, Sonnenstich (dann im Wechsel mit **Lachesis**), Fieber mit trockener Haut, Hitzschlag oder Sonnenstich mit Schock, Schock durch Tierbisse

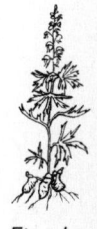

Eisenhut

Allium cepa (Küchenzwiebel) D 12

* Fließschnupfen mit klarem Sekret

Aloe (Aloe) D 12

* Durchfall mit starken oder häufigen Blähungen

Apis mellifica (Honigbiene) D12

* Hautausschläge, Allergien, heiße, rote Schwellung durch Insektenstiche, Sonnenstich

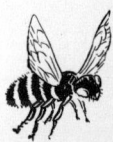

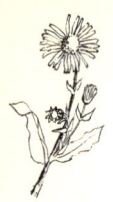

Arnika

Arnica (Bergwohlverleih) C 6 und C 30
- Verletzungen aller Art, Schock durch Verletzungen, Riß- Schürf- und Platzwunden, Tierbisse, Gehirnerschütterung, vor oder nach Operationen und Zahnextraktionen, zur Stillung von Blutungen. Fördert Wundheilung. Bei Nasenbluten, stumpfen Verletzungen, stumpfen Verletzungen der Augen oder Zähne, Knochenbrüche, Muskelkater, Prellungen, Quetschungen, Zerrungen, Verrenkungen, Verstauchungen, Wunden, zur Vorbereitung des Zahnarztbesuchs

Arsenicum album (Weißes Arsenik) D 12
- Lebensmittelvergiftung mit heftigem Durchfall mit Erbrechen, saurem Aufstoßen und Erschöpfung durch fettes Essen, Übelkeit durch verdorbenes Obst und Pilze, allergisches Asthma

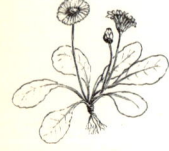

Belladonna (Tollkirsche) D 12
- Fieber mit starkem Schwitzen und hochrotem Gesicht

Gänseblümchen

Bellis perennis (Gänseblümchen) D 12
- Blutergüsse

Berberis (Berberitze) D 12
- Harnwegsinfekt

Borax (Natriumtetraborat) D 12
- Pilzbehandlung, bei Windeldermatitis

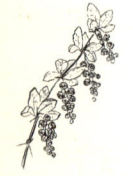

Berberitze

Calcium phosphoricum (Calciumhydrogenphosphat) D 12
- Zur besseren Knochenheilung bei Knochenbrüchen, in Verbindung mit **Symphytum D 12**

Cantharis (Spanische Fliege) D 12
- Intensive, brennende Schmerzen, Verbrennungen 1. und 2. Grades, Sonnenbrand, Blasenentzündung, Harnwegsinfekt

Causticum (Ätzstoff) D 12
- Inneres Zusatzmittel, bei Verbrennungen immer dazugeben

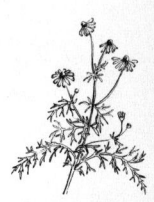

Chamomilla (Echte Kamille) D 12
- Bauchschmerzen

Cocculus (Kockelskörner) D 12
- Krampfartiges Erbrechen auf Reisen, Reiseübelkeit, wenn bereits der Geruch von Essen Übelkeit erzeugt

Kamille

**Cuprum aceticum
(Neutrales Kupferacetat) C 30**
- Erstmittel bei Fieberkrämpfen

Dulcamara (Bittersüß) D 12
- Harnwegsinfekt nach Durchnässung

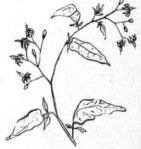

Euphrasia (Augentrost) D 12
- Augenverletzungen

Bittersüß

Ferrum phosphoricum (Eisenoxydphosphat) D 12
- Allgemein bei Fieber im Anfangsstadium

Graphites (Graphit) D 12
- Gerstenkorn

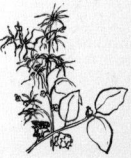

Hamamelis (Zaubernuß) D 12
- Blutungen, Blutergüsse, Nasenbluten

Zaubernuß

Hepar sulfuris (Kalkschwefelleber) D 12

- Eitrige Entzündungen der Haut, Furunkel, Abszesse, bei Schnupfen mit gelbem Sekret, Gerstenkorn

Histaminium (Histamin) D 30

- Nesselsucht, Urticaria, akute Allergien

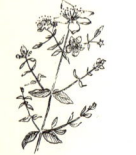

Hypericum (Johanniskraut) D 12

- Nervenverletzungen, Quetschungen und Verletzungen an Fingern, Zehen, Genitalien, Zähnen

Johanniskraut

Ignatia (Ignatiusbohne) C 30

- Ohnmacht, wenn schlechte Nachrichten, Trauer, starke Gemütsbewegungen, große Freude, Erregung als Ursachen in Frage kommen

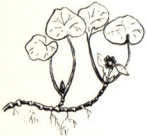

Ipecacuanha (Brechwurzel) D 12

- Würge- und Brechreiz

Lachesis (Schlangengift) D12

- Infizierte Wunden, Eiterung nach Verletzungen, Wirkung auf Blut und Kreislauf, Sonnenstich (mit **Aconitum** im Wechsel)

Brechwurzel

Ledum (Sumpfporst) D 12 und C 30

- Stiche, Insektenstiche und Stichverletzungen, Bisse von Tieren, Riß-, Schürf-, Platzwunden, Zeckenbiß (**C 30**)

Luffa (Meerschwämmchen) D 12

- Fließ- und Stockschnupfen

Magnesium phosphoricum D 3 biochemisch (Magnesiumhydrogenphosphat)
- Schlafstörungen

Mezereum (Seidelbast) D 12
- Herpes labialis

Myristica sebifera D 12
(wird auch »homöopathisches Messer« genannt)
- Eiterungen, Abszesse, Furunkel

Nux vomica (Brechnuß) D 12
- Vergiftungen mit Erbrechen und Durchfall, Unruhe oder Schwäche (durch verdorbenes Fleisch oder Wurst, Obstkonserven, Speiseeis oder altes Fett), wenn Kinder Zigaretten gegessen haben, Würge- und Brechreiz

Petroselinum (Petersilie) D 12
- Harnwegsinfekt mit starkem Harndrang

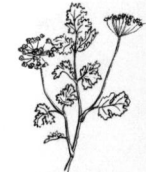

Petersilie

Pulsatilla (Küchenschelle) C 30
- Ohnmacht, wenn langes Stehen in engen, warmen, geschlossenen Räumen als Ursache in Frage kommt

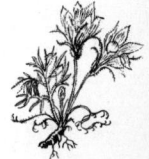

Küchenschelle

Rhus toxicodendron (Giftsumach) D 12
- Verrenkungen

Sambucus nigra (Schwarzer Holunder) D 12
- Schnupfen mit schwer durchgängiger Nase

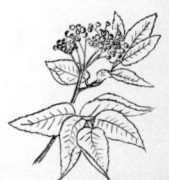

Sol C 30
- Beugt Sonnenbrand vor

Holunder

Staphisagria (Stephanskraut) D 12
- Stichwunden, Riß-, Schürf-, Platzwunden

Symphytum (Beinwell) D 12
- Knochenbrüche, in Verbindung mit **Calcium phosporicum D 12**

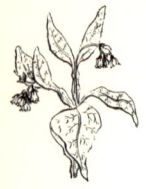

Veratrum album (Weißer Nieswurz) D 12
- Reiseübelkeit mit Kreislaufstörungen, Blässe, kaltem Schweiß, eventuell Erbrechen

Beinwell

Zincum valerianicum (Zinkisovalerianat) D 12
- Zur Beruhigung bei Hyperaktivität, Schlafstörungen

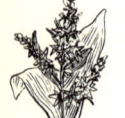

Zeckenbißfieber-Nosode D 200
- Zeckenbisse. Kann auch prophylaktisch angewendet werden

Nieswurz

Homöopathisches Antibiotikum
- Pyrogenium C 30
- Lachesis C 30
- Echinacea C 30

im viertelstündlichen Wechsel 3–5 Globuli

Homöopathisches Schmerzmittel
- Aconitum C 30: einmal 3 Globuli
- Chamomilla C 30: einmal 3 Globuli
- Coffea C 30: einmal 3 Globuli

in fünfminütigem Abstand je einmal geben

Sie können eine Behandlung mit diesen Mitteln bei Wunden, allen Verletzungen mit starken Schmerzen, Nervenverletzungen und Knochenbrüchen durchführen.

DOSIERUNGSANLEITUNG DER HOMÖOPATHISCHEN MITTEL

Für die Dosierung haben wir zwei Anleitungen aus-
gewählt. Entsprechende Hinweise auf diese Dosierungsanleitungen sind bei den jeweiligen Krankheiten angegeben.

Dosierung 1

Anfangs im akuten Stadium viertelstündlich 3 Globuli in der Potenz D 12 auf der Zunge zergehen
lassen, bis die Beschwerden nachlassen. Reduzieren Sie bei Besserung je nach Befinden die Einnahme auf dreimal täglich 5 Globuli. Bei Abklingen
der Beschwerden setzen Sie das Mittel ab.

Dosierung 2

Das Kind sollte dreimal täglich die angegebene An-
zahl Globuli auf der Zunge zergehen lassen, bis die
Beschwerden sich deutlich gebessert haben. Setzen
Sie das Mittel dann ab.

INDIKATIONEN DER BACHBLÜTEN

Notfalltropfen (Rescue Remedy)
• Kleine und größere »Notfälle« aller Art: Schock,
  Ohnmacht, Gehirnerschütterung, Verbrennun-
  gen, Wunden, Verstauchungen, Zerrungen, Prel-
  lungen, Nervenverletzungen, Knochenbrüche,
  Insektenstiche, Tierbisse

Notfallsalbe (Rescue Cream)
- Zum Einreiben bei kleineren Wunden, Verletzungen, Verstauchungen, Prellungen, Verbrennungen und Insektenstichen
- Nicht auf offene Wunden geben

INDIKATIONEN DER FERTIG-ARZNEIMITTEL

Calendula-Essenz (Ringelblumen-Essenz)
- Calendula-Essenz wird immer verdünnt angewandt, in einem Verhältnis von etwa 1 : 10 (mischen Sie 1 Eßlöffel Calendula-Essenz mit 10 Eßlöffeln Wasser). Bei Blutungen (je stärker die Blutung, desto konzentrierter die Calendula-Lösung) bis zu einem Verhältnis 1 Teil Calendula-Essenz auf 1 Teil Wasser.
- Dient der Wundreinigung, fördert die Wundheilung und eine schöne Narbenbildung, stillt Blutungen.

Johanniskraut (Hypericum perforatum)

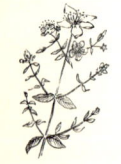

Johanniskraut

- Ist als Rotöl (mit Johanniskraut angereichertes Öl) fertig in der Apotheke zu kaufen. Sie können es aber auch selbst herstellen. Herstellung: das Johanniskraut, dessen Blüten gerade aufgegangen sind (Juli–September), möglichst bei Sonnenschein ernten. Für $\frac{1}{2}$ Liter Öl benötigen Sie 25 g Blüten. Diese zerquetschen oder zerreiben Sie und mischen sie dann mit 500 ml kaltgepreßtem Olivenöl. Geben Sie dieses Öl in eine große Flasche aus weißem Glas, die zunächst unverschlossen bleibt. Stellen Sie die Mischung an einen warmen Ort, und lassen Sie sie unter gelegentlichem Umrühren gären. Nach 3–5 Tagen wird die Flasche verschlossen und ans Sonnenlicht gestellt, bis das Öl eine leuchtend rote Farbe angenommen hat. Dieser Vorgang dauert ungefähr 6 Wochen. Danach wird das Öl abgepreßt, das heißt, die wäßrige Schicht wird entfernt. Das fertige Öl wird in gut verschließbare Flaschen abgefüllt.

- Zum Einreiben bei Nervenverletzungen und als Prophylaxe für Zeckenbisse anzuwenden.

Arnika-Essenz (Arnica montana)

- Die Essenz ist in der Apotheke erhältlich. Sie können sie jedoch auch selbst herstellen: Arnika-Blüten sammeln, trocknen, mit 70%igem Alkohol im Verhältnis 1 : 10 übergießen, nach 14 Tagen abgießen, nach weiteren 10 Tagen klar filtrieren, in fest verschließbare Flaschen abfüllen.

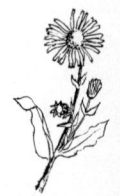

Arnika
(Arnica montana)

Wichtig! Arnika steht bei uns unter Naturschutz.

- Für Arnika-Umschläge nehmen Sie 1 Eßlöffel Arnika-Essenz auf $\frac{1}{2}$ Liter Wasser und tränken ein Baumwolltuch darin.
- Hilft bei Zerrungen von Muskeln und Sehnen, Quetschungen, Blutergüssen, Muskelkater, Gehirnerschütterung.

ANHANG

DIE HAUSAPOTHEKE

Sie sollte folgendes enthalten:
- Baumwolltuch
- Calcium forte Brausetabletten
- Calendula-Essenz
- Heilerde ultra
- Holunderblüten
- Irrigator für Einläufe oder Klistierballon für kleinere Kinder
- Japanisches-Heilpflanzen-Öl
- Kamillenblüten
- Lindenblüten
- Milchzucker
- Oralpädon
- Retterspitz
- Traumeel-Tabletten
- Wärmflasche
- Wolltuch

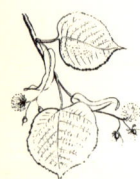

Lindenblüten
(Tilia)

Bachblüten
- Notfalltropfen und Notfallsalbe

Homöopathische Mittel
- Notfalltropfen
- Aconitum C 30
- Aloe D 12
- Alymphon
- Apis D 12

- Arnica C 30
- Belladonna C 30 und D 12
- Cantharis D 12
- Cuprum C 30
- Hamamelis D 12
- Homöopathisches Antibiotikum (Pyrogenium C 30, Lachesis C 30, Echinacea C 30)
- Homöopathisches Schmerzmittel (Chamomilla C 30, Aconitum C 30, Coffea C 30)
- Hypericum D 12
- Ledum D 12

PRÄPARATELISTE

Aconitum comp. Ohrentropfen (Wala)
- Ohrenentzündung

Alymphon (Iso-Arzneimittel)
- Fieber, grippaler Infekt, Anregung der Lymphfunktionen

Amara Tropfen (Weleda)
- Appetitlosigkeit

Angocin-Tabletten (Repha)
- Pflanzliches Antibiotikum

Apis/Belladonna cum Mercurio Globuli (Wala)
- Mandelentzündung, Mundfäule, Furunkel, Mononukleose

Apis ex animale D 12 Amp. (Weleda)
- Allergien, Sonnenallergie

Balsamischer Melissengeist (Weleda)
- Ohnmacht, Reiseübelkeit

Belladonna/Chamomilla Glob. (Wala)
- Ohrenentzündung, Bauchweh, Dreimonatskoliken, Zahnungsbeschwerden

Bolus alba comp. N (Wala)
- Durchfall

Calcium carbonicum/
Cortex Quercus Glob. (Wala)
- Neurodermitis, Ekzeme

Calcium forte Brausetabletten (Sandoz)
- Allergische Reaktionen

Calendula D 4 Augentropfen (Weleda)
- Eitrige Bindehautentzündung

Combudoron-Gel (Weleda)
- Verbrennungen

Cystinol-Lösung (Scharper & Brümmer)
- Blasenentzündung

Ebereschen Elixier (Wala)
- Appetitlosigkeit

Echinacea comp. Essenz (Wala)
- Mundfäule

Eugalan Töpfer forte (Töpfer)
- Verstopfung

Floriabene Salbe (Cefak)
- Neurodermitis, Ekzeme

Gencydo (Weleda)
- Heuschnupfen

Ilon-Abszeß-Salbe (Redel)
- Furunkel

Infludo (Weleda)
- Grippaler Infekt, abwehrsteigernd

JHP-Öl (= ätherisches Pfefferminzöl)
(JHP Rödler)
- Kopfschmerzen

Keloid-Gel (Wala)
- Stiche, stillt Juckreiz und kühlt

Korodin-Tropfen (Robugen)
- Ohnmacht

Lactisol-Tropfen (Galactopharm)
- Mandelentzündung (zum Gurgeln)

Lomaherpan-Creme (Lomapharm)
- Herpes labialis

Luvos Heilerde ultra (Heilerdegesellschaft)
- Durchfall

Mercurialis-Heilsalbe (Wala)
- Furunkel

Milchzucker (Edelweiß Milchwerke)
- Verstopfung

Mundbalsam flüssig (Wala)
- Mundfäule

Nausyn-Tabletten (Weleda)
- Reiseübelkeit

Nicotiana comp. Glob. (Wala)
- Asthma

Oralpädon (Fresenius)
- Fieber, Durchfälle, füllt den Mineralienhaushalt auf

Otovowen-Tropfen (Weber & Weber)
- Ohrenentzündung

Passiflora/Avena Supp. für Kinder (Wala)
- Schlafstörungen

Pulmonium-Hustensaft (Wala)
- Husten

Retterspitz (Retterspitz GmbH)
- Siehe Wickel

Rosen Elixier (Wala)
- Appetitlosigkeit

Schnupfencreme (Weleda)
* Schnupfen

Tamany-Wind-Salbe
(Alpenländisches Kräuterhaus)
* Colonmassage bei Dreimonatskolik

Tormentilla comp. Glob. (Wala)
* Nasenbluten

Traumeel-Tabletten, -Salbe (Heel)
* Prellungen, Quetschungen, Verstauchungen,
  Zerrungen, Venenerkankungen, Gerstenkorn,
  Windeldermatitits

Wund- und Brandgel (Wala)
* Verbrennungen

HERSTELLERADRESSEN

* Alpenländisches Kräuterhaus, Grassingerstr. 9,
  83043 Bad Aibling
* Cefak, Ostbahnhofstr. 15, 87437 Kempten
* Edelweiß Milchwerke, Oberstdorfer Str. 7,
  87435 Kempten
* Fresenius Praxis, Postfach, 61343 Bad Homburg
* Galactopharm, Südstr. 10, 49751 Sögel
* Heel, Dr.-Reckeweg-Str. 2–4, 76532 Baden-
  Baden
* Heilerdegesellschaft, Otto-Hahn-Str. 23, 61381
  Friedrichsdorf

- Iso-Arzneimittel, Bunsenstr. 6–10, 76275 Ettlingen
- Lomapharm, Langes Feld 5, 31860 Emmerthal
- Redel, Braunmattstr. 20, 76532 Baden-Baden
- Repha, Alt Godshorn 87, 30855 Langenhagen
- Retterspitz GmbH, Laufer Str. 17–19, 90571 Schwaig
- Robugen, Alleenstr. 22–26, 73730 Esslingen
- Sandoz, Deutschherrnstr. 15, 90429 Nürnberg
- Scharper & Brümmer, Bahnhofstr. 35, 38259 Salzgitter
- Töpfer, Heisingerstr. 6, 87463 Dietmannsried
- Wala, Boßler Weg 2, 73087 Eckwelden/Bad Boll
- Weber & Weber, Herrschinger Str. 33, 82266 Inning/Ammersee
- Weleda, Postfach 13 20, 73503 Schwäbisch Gmünd

WICHTIGE TELEFONNUMMERN

Notruf: 110
Unfall: 110
Feuer: 112
Rettungsdienst: 19222
Giftnotrufzentrale Berlin: 030/302 30 22

Tragen Sie unten die entsprechenden Nummern ein, damit Sie sie im Notfall schnell parat haben. Es empfiehlt sich auch, einen Zettel mit den wichtigsten Telefonnummern direkt neben dem Telefon anzubringen.

Heilpraktiker:
Kinderarzt:
Klinik, Notaufnahme:
Kinderklinik:

EMPFOHLENE BÜCHER

- Buchwald, Dr. med. Gerhard: Impfen – Das Geschäft mit der Angst. Verlag Droemer Knaur, München 1997.
- Roy, Ravi/Lage-Roy, Carola: Impfschäden. Lage-Roy Verlag, Murnau [2]1992.
- Steinbrecht-Baade, Christine: Die Heilkraft der Traditionellen Chinesischen Medizin. Wilhelm Heyne Verlag, München 1998.
- Stellmann, Dr. med. H. Michael: Kinderkrankheiten natürlich behandeln. Verlag Gräfe & Unzer, München [2]1998.
- Temelie, Barbara/Trebuth, Beatrice: Die Fünf Elemente. Ernährung für Mutter und Kind. Joy Verlag, Sulzberg [3]1996.
- Temelie, Barbara/Trebuth, Beatrice: Das Fünf Elemente Kochbuch. Joy Verlag, Sulzberg [8]1996.

QUELLENANGABEN

- Goebel, Wolfgang/Glöckler, Michaela: Kindersprechstunde. Urachhaus Verlag, Stuttgart [12]1997.
- Hammond, Dr. Christopher: Praktische Homöopathie. Mosaik Verlag, München 1996.
- Karl, Josef: Neue Therapiekonzepte für die Praxis der Naturheilkunde. Pflaum Verlag, München [4]1994.
- Keudel, Dr. med. Helmut: Kinderkrankheiten. Erkennen – Behandeln – Vorbeugen. Verlag Gräfe & Unzer, München [5]1997.
- Koch, Volker: Kinderheilkunde in der Naturheilpraxis. Sommer Verlag, Tübingen [2]1992.
- Konitzer, Dr. Martin/Wolf, Dr. Peter: Naturheilverfahren für Säuglinge und Kinder. Taoasis Verlag, Lemgo 1991.
- Palitzsch, Dieter: Pädiatrie. Ferdinand Enke Verlag, Stuttgart [3]1990.
- Pschyrembel: Klinisches Wörterbuch. Walter de Gruyter Verlag, Berlin.
- Roy, Ravi/Lage-Roy, Carola: Kranke Kinder mit Homöopathie behandeln. Droemer Knaur Verlag, München 1997.
- Roy, Ravi/Lage-Roy, Carola: Homöopathischer Ratgeber. Bd. 2: Bei Notfällen ([2]1994); Bd. 3: Impfschäden ([2]1992); Bd. 10: Kinderkrankheiten ([2]1994); Bd. 11: Zähne ([2]1996); Bd. 13: Radioaktivität, Ozon und Sonne ([4]1995). Lage Roy Verlag, Murnau.
- Stellmann, Dr. med. H. Michael: Kinderkrankheiten natürlich behandeln, Verlag Gräfe & Unzer, München [2]1998.

- Temelie, Barbara/Trebuth, Beatrice: Die Fünf Elemente. Ernährung für Mutter und Kind. Joy Verlag, Sulzberg [3]1996.
- Temelie, Barbara: Ernährung nach den Fünf Elementen. Joy Verlag, Sulzberg [13]1996.
- Temelie, Barbara/Trebuth, Beatrice: Das Fünf Elemente Kochbuch. Joy Verlag, Sulzberg [8]1996.
- Thüler, Maya: Wohltuende Wickel. Thüler Verlag, Worb [8]1998.

Adressen

Christine Steinbrecht-Baade
Konrad Adenauer Allee 7 $\frac{1}{2}$
86150 Augsburg
Höhenstraße 2
86574 Petersdorf
Heilpraktikerin, Naturheilkunde für Kinder,
Seminare und Vorträge

Jutta Dauser
Eisvogelweg 28
81827 München
Heilpraktikerin, Naturheilkunde für Kinder,
Vorträge

Reinhard Baade
Höhenstraße 2
86574 Petersdorf
Psychotherapeut (HPG), Training für Märchen
und therapeutische Geschichten

DIE AUTORINNEN

Christine Steinbrecht-Baade ist seit 12 Jahren Heilpraktikerin mit eigener Praxis in Augsburg. Ihre Schwerpunkte sind Traditionelle Chinesische Medizin (TCM) und Naturheilkunde für Kinder. Sie hält zu diesen Themen Vorträge und Seminare, leitet Ausbildungen in TCM, ist Buchautorin und Mutter einer Tochter.

Jutta Dauser ist seit 12 Jahren Heilpraktikerin mit eigener Praxis in München. Sie hat sich auf die Bereiche Chiropraktik, Osteopathie und Naturheilkunde spezialisiert, zu denen sie auch Vorträge hält.

DANKSAGUNG

Ich danke meiner Tochter, ohne die ich nie auf die Idee gekommen wäre, ein Buch zu schreiben, allen die mich auch in dieser stressigen Phase begleitet haben, meinen Eltern, die mich sehr unterstützt haben, und meinem Mann für die Geschichten, die er für uns geschrieben hat, und für seine sonstige vielseitige Unterstützung. Ich danke auch allen Kindern in unserer Praxis.

Christine Steinbrecht-Baade

REGISTER

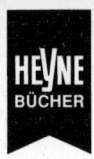

HEYNE BÜCHER

Body & Soul

Harmonie des Lebens

Erich Bauer/Uwe Karstädt
Das Tao der Küche
08/5186

Chao-Hsiu Chen
Feng Shui
08/5181

Laneta Gregory
Geoffrey Treissman
Das Aura-Handbuch
08/5183

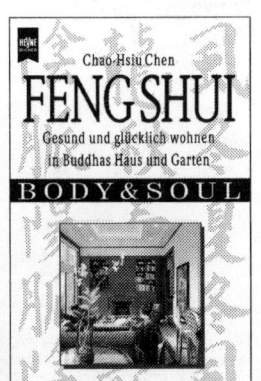

Chao-Hsiu Chen
FENG SHUI
Gesund und glücklich wohnen
in Buddhas Haus und Garten
BODY & SOUL

08/5181

Christopher S. Kilham
Lebendiger Yoga
08/5178

Ulrike M. Klemm
Reiki
08/5176

Anita Martiny
Fourou Turan
Aura-Soma
08/5175

Dr. med. H. W.
Müller-Wohlfahrt
Dr. med. H. Kübler
**Hundert Prozent fit
und gesund**
08/5179

Brigitte Neusiedl
Heilfasten
08/5180

Donald Norfolk
Denken Sie sich gesund!
08/5182

Magda Palmer
**Die verborgene Kraft
der Kristalle und der
Edelsteine**
08/5185

Susi Rieth
Die 7 Lotusblüten
08/5177

Dr. Vinod Verma
Ayurveda
08/5184

Heyne-Taschenbücher

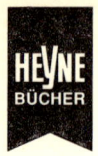
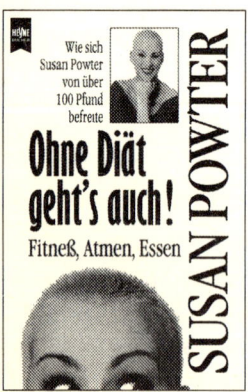